视频+图解
透灸

主 编 高希言
编 委 陈 岩 王栋斌
　　　　高 崚

人民卫生出版社

图书在版编目（CIP）数据

视频＋图解透灸 / 高希言主编 . —北京：人民卫生出版社，2020

ISBN 978-7-117-29969-5

Ⅰ. ①视… Ⅱ. ①高… Ⅲ. ①针灸疗法 – 图解 Ⅳ. ①R245-64

中国版本图书馆 CIP 数据核字（2020）第 066757 号

人卫智网	www.ipmph.com	医学教育、学术、考试、健康，购书智慧智能综合服务平台
人卫官网	www.pmph.com	人卫官方资讯发布平台

视频＋图解透灸

主　　编：高希言

出版发行：人民卫生出版社（中继线 010-59780011）

地　　址：北京市朝阳区潘家园南里 19 号

邮　　编：100021

E - mail：pmph @ pmph.com

购书热线：010-59787592　010-59787584　010-65264830

印　　刷：保定市中画美凯印刷有限公司

经　　销：新华书店

开　　本：710×1000　1/16　印张：11.5

字　　数：213 千字

版　　次：2020 年 6 月第 1 版　2020 年 6 月第 1 版第 1 次印刷

标准书号：ISBN 978-7-117-29969-5

定　　价：45.00 元

打击盗版举报电话：010-59787491　E-mail：WQ @ pmph.com

质量问题联系电话：010-59787234　E-mail：zhiliang @ pmph.com

前　言

　　《黄帝内经》记载"针所不为,灸之所宜",是说艾灸有独特的治病作用。南宋窦材提出"大病宜灸",而且要尽早施灸,他在《扁鹊心书》里写道"医之治病用灸,如煮菜需薪。……世有百余种大病,不用灸艾丹药,如何救得性命劫得病回? 如伤寒、疽疮、劳瘵、中风、肿胀、泄泻、久痢、喉痹、小儿急慢惊风、痘疹黑陷等证,若灸迟,真气已脱,虽灸亦无用矣;若能早灸,自然阳气不绝,性命坚牢。"宋朝奉郎前南道都总管庄绰为躲避战乱,从河南许昌至陕西泗滨,患疟疾久治不愈,后得陈了翁家传灸膏肓俞穴法,施灸三百壮而愈,于1128年写成《灸膏肓俞穴法》,明代医家李梴总结的"药之不及,针之不到,必须灸之"成为用灸治病的名言。艾灸治病深受欢迎,也是历代医家多用的方法,其中凝聚了古人的智慧。

　　充足的灸量是艾灸要点之一,《医宗金鉴·刺灸心法要诀》指出:"凡灸诸病,要持之以恒,必火足气到始能愈。"古代火足气到的标志就是发灸疮(化脓灸)。孙思邈《备急千金要方》记载用化脓灸预防传染病,"吴蜀地游官,体上常须三两处灸之,勿令疮暂瘥,则瘴疠温疟毒气不能著人也"。说明发灸疮是重要的标准,"灸疮必发,去病如抓"(《针灸易学》)。"若要身体安,三里常不干",说明在古代就有重灸的习俗。

　　笔者在长期指导研究生的工作中,深入学习古人的经验,凝练出透灸的概念,临床使用更方便,很好地控制灸量,方法就是以病人能接受的舒适温度(约43℃),持续施灸30～40min,在灸后皮肤出现潮红、汗出,达到调和营卫气血的作用,如果患部出现红白相间的花斑,说明此部位气血不畅,经气受阻,需要继续施灸以疏经通络,调节气血(这种现象在腹部、膝关节更多见),有些病人在治疗过程中会有全身汗出,这是经络通畅的表现。这种灸法就是透灸,一是要求灸量充足,二是透达经络,调畅气血。充足的灸量不是固定不变的,要因人因病而宜,以出现潮红、汗出、花斑为准。以灸后的反应来定治疗的灸量是透灸的特色之一。

　　总结灸量规律,是提高透灸疗效的关键,其核心操作技术是控制火力的大小,使病人感到热力渗透舒适,同时控制烟雾,保护环境。本书详细介绍了常用的艾灸方法和穴位,为学习、理解透灸的概念奠定了基础,还介绍了古人的艾灸经验和古代的特色灸法,为拓展用灸的思路提供了依据。重点介绍透灸的操作方法和我们的研究成果,呈现给读者,为提高疗效奠定了基础,提供了依据,为发展灸法提供参考。

目　录

第一章　　　　　灸法概要

灸法,是以艾为主要施灸材料,点燃后在体表穴位或病变部烧灼、温熨,借其温热、药物的刺激作用治疗疾病的方法。还可包括一些非火源的外治疗法。艾灸和针刺是针灸治病的主要手段。

灸法的产生与我国居住在北方的人们的生活习惯及发病特点有着密切的关系。《素问·异法方宜论》说:"北方者,天地所闭藏之域也,其地高陵居,风寒冰冽,其民乐野处而乳食,脏寒生满病,其治宜灸焫,故灸焫者,亦从北方来。"灸法,古称灸焫(音若)。《说文解字》说:"灸,灼也,从火,音'久',灸乃治病之法,以艾燃火,按而灼也。"说明灸疗就是烧灼的意思。《灵枢》指出:"针所不为,灸之所宜。"《医学入门》说:"凡病药之不及,针之不到,必须灸之。"可见灸疗的应用范围很广。

第一节　艾灸的种类

灸用材料古今均以艾为主,如用艾叶制成的艾制品艾条、艾炷等,针对不同病症有时也采用其他材料施灸,如用可以燃烧的灯心草、黄蜡、桑枝、硫黄、桃枝或其他药物制成的药锭、药捻。用有一定刺激性的药物如毛茛、斑蝥、旱莲草、白芥子、甘遂、蓖麻子等贴敷穴位,也能产生灸治效果。

一、艾灸的原料

(一)艾

艾为菊科多年生灌木状草本植物,自然生长于山野之中,我国各地均有生长。艾在春天抽茎生长,茎直立,高60~120cm,具有白色细软毛,上部有分枝(图1-1)。茎中部的叶呈卵状三角形或椭圆形,有柄,羽状分裂,裂片椭圆形至椭圆状披针形,边缘具有不规则的锯齿,表面深绿色,有腺点和极细的白色软毛,背面布有灰白色绒毛,7—10月开花。瘦果呈椭圆形,艾叶有芳香型气味。在农历的4—5月间,当叶盛花未开时采收。采时将艾叶摘下或连枝割下,晒干或阴干后备用。艾叶中纤维质较多,水分较少,同时还有许多可燃的有机物,

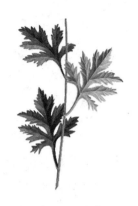

图1-1　艾草

是理想的灸疗原料。

1. 艾叶的性能　关于艾叶的性能,《本草纲目》载:"艾叶能灸治百病",很多文献说明了艾叶有通经活络、祛除阴寒、回阳救逆的作用。艾叶经加工制成细软的艾绒,便于搓捏成大小不同的艾炷,易于燃烧,气味芳香。燃烧时热力温和,能窜透皮肤,直达深部,几千年来一直为针灸临床所应用。

2. 艾绒的制作　每年3—5月间,采集肥厚新鲜的艾叶,放置日光下曝晒干燥,然后放在石臼中,用木杵捣碎,筛去杂梗和泥砂,再晒再捣再筛,如此反复多次,就成为淡黄色洁净细软的艾绒。艾绒按加工(捣筛)程度不同,分粗细几种等级,临床根据病情需要选用。一般若作直接灸,可用细艾绒;若作间接灸,可用粗艾绒。新产艾绒内含挥发油质较多,灸时火力过强,故以陈久的艾绒为上品。《本草纲目》说:"凡用艾叶,须用陈久者,治令细软,谓之熟艾;若生艾,灸火则易伤人肌肤"。

艾绒的质量对施灸的效果有一定影响。质量好,无杂质,干燥,存放久的效力大,疗效好。劣质艾绒,生硬而不易聚团,燃烧时火力爆、燥,易使患者感觉灼痛,难以忍受,且因杂质较多,燃烧时常有爆裂,散落燃烧的艾绒易灼伤皮肤,须加注意。

3. 艾绒的保藏　艾绒其性吸水,易于受潮,保藏不善则易霉烂虫蛀,影响燃烧。平时应保藏在干燥处,或密闭于干燥容器内。每年天气晴朗时要重复曝晒几次,以防潮湿和霉烂。

(二)其他灸材

临床上除用艾作为施灸材料,还有其他一些物质可作为灸材,分火热类和非火热类两类。非火热类采用药物贴敷于穴位上,通过药物的刺激作用产生灸治效果,又称药物贴敷法。

1. 火热类灸材　灯心草、黄蜡、桑枝、硫黄、桃枝、药锭、药捻。

(1)灯心草:别名灯心、灯草,灯心草科植物灯心草的茎髓,我国各地均有分布。性味甘、淡,微寒,入心、小肠经。清心,利尿。因其可用来点油灯而得名,是灯火灸的材料。

(2)黄蜡:即蜂蜡之黄色者,是蜜蜂科昆虫中华蜜蜂等分泌的蜡质,经精制而成。性味甘、淡、平。收涩、生肌、止痛、解毒。是黄蜡灸的材料。

(3)桑枝:别名桑条,为桑科植物桑的嫩枝。性味苦,平,入肝经。祛风湿,通经络,利小便,降血压。是桑枝灸的材料。

（4）硫黄：为天然硫黄矿或含硫矿物的提炼品。性味温、酸。将本品放于疮面上点燃可灸疥癣、顽癣及阴疽肿毒等，即硫黄灸。

（5）桃枝：蔷薇科植物桃或山桃的嫩枝，味苦，用燃着的桃枝施灸可治"心腹冷痛，风寒湿痹，附骨阴疽"等，即桃枝灸。

（6）药捻：以多种药物粉末制成药捻施灸。

（7）药锭：以多种药物研末与硫黄熔化在一起，制成药锭（药片）施灸。

2. 非火热类灸材 毛茛、斑蝥、旱莲草、白芥子、甘遂、蓖麻子。

（1）毛茛：别名野芹菜、起泡菜、老虎脚爪草，为毛茛科植物毛茛的全草，我国大部分地区有分布。性味辛、温，有毒。能退黄，截疟，平喘。鲜品捣烂后，可敷于穴位作毛茛灸。

（2）斑蝥：为芫青科昆虫南方大斑蝥或黄黑小斑蝥的干燥全体，产于河南、广西、安徽、四川、江苏等地。性味辛、寒，有大毒，入大肠、小肠、肝、肾经，攻毒逐瘀。本品含斑蝥素，对皮肤、黏膜有发赤、起疱作用。可作斑蝥灸。

（3）旱莲草：又名墨旱莲，为菊科植物鳢肠的全草，产于江苏、浙江、江西、广东等地，性味甘、酸、凉，入肝、肾经。凉血止血，补益肝肾。鲜品捣烂或晒干研末，可作旱莲灸。

（4）白芥子：为十字花科植物白芥的种子，产于安徽、河南、山东、四川、河北、陕西、山西等地。性味辛、温，入肺、胃经。利气豁痰，温胃散寒，通经止痛，散结消肿。所含的芥子苷水解后，对皮肤有较强的刺激作用，研末可作灸材。

（5）甘遂：为大戟科植物甘遂的根，产于陕西、甘肃、山东、河南等地。性味苦、寒，有毒，入脾、肺、肾经。泻水饮，破积聚，通二便。研末可作灸材。

（6）蓖麻子：为大戟科植物蓖麻的种子，我国大部分地区有栽培。性味甘、辛、平，有毒，入大肠、肺经。消肿、排脓、拔毒、润肠通便。亦可作灸材。

二、灸法的分类

灸法治疗疾病，已有悠久的历史。从单纯的艾灸逐渐衍化出多种灸法。一般分为艾灸和非艾灸两大类。

艾灸类，以艾炷灸和艾条灸最为常用，是灸法的主体部分。

艾炷灸可根据艾炷是否直接置于皮肤穴位上燃灼，分为直接灸和间接灸两法。直接灸根据灸后有无烧伤化脓，又可分为化脓灸和非化脓灸。间接灸，又称间隔灸或隔物灸，即在艾炷下垫一衬隔物施灸的方法，因火力温和，具有艾灸和药物的双重作用，患者易于接受，适用于慢性疾病和疮疡等，因衬隔物的不同，可分为多种灸法，如隔姜灸、隔蒜灸、隔盐灸、隔药饼灸（表1-1）。

表1-1　艾炷灸分类

直接灸	化脓灸、非化脓灸
间接灸	隔姜灸
	隔盐灸
	隔蒜灸
	隔药饼灸

　　艾条灸是用特制艾条在穴位上熏灸或灼烫的方法,如在艾绒中加入辛温芳香药物制成的药艾条施灸,则称为药条灸艾条,艾条灸可分为悬起灸和实按灸两种。悬起灸,是将点燃的艾条悬于施灸部位之上的灸法,按操作方法分为温和灸、回旋灸和雀啄。实按灸,是将点燃的艾条趁热按于施灸部位的灸法,因艾条中掺入的药物不同有太乙神针、雷火神针、百发神针之分(表1-2)。

表1-2　艾条灸分类

悬起灸	温和灸、回旋灸、雀啄灸
实按灸	太乙神针
	雷火神针
	百发神针

　　温针灸,是留针时在针柄着艾施灸的针法。艾绒燃烧时热力通过针身传入体内,发挥针与灸的协同作用,适用于既需针刺留针,又需施灸的疾病。温灸器灸是采用特制温灸器施灸的方法,又名温灸法,实为熨法的一种。

　　非艾灸类,以灯火灸、药物灸、电热灸等临床较常用。灯火灸是用灯心草蘸油点燃后在施术部位焠烫的方法,又称灯草焠、爆灯火,是民间沿用已久的简便疗法。黄蜡灸是将黄蜡烤热用以施灸的方法。桑枝灸是以桑木作灸材施灸的方法。药锭灸又名药片灸,是用多种药物研末与硫黄溶化制成药锭点燃施灸的方法。药捻灸是用棉纸裹药制成药捻施灸的方法。电热灸是利用电能发热以代替艾炷施灸的方法。

三、灸法的作用与适应证

　　灸法主要是借灸火的热力给人体以温热性刺激,通过经络腧穴达到防治疾病目的的一种方法。《医学入门·针灸》载:"药之不及,针之不到,必须灸之。"说明灸法有其独特的疗效。

（一）灸法的作用

1. 温通经络,祛散寒邪　灸法以温热性刺激为主,灸火的热力能透达组织深部,温能助阳通经,又能散寒逐痹。因此,凡阳虚导致的虚寒证或寒邪侵袭导致的实寒证,都是灸法的适用范围,这也是灸法作用的重要特点之一。临床用于治疗寒凝血滞、经络痹阻引起的各种病症,如风寒湿痹、痛经、经闭、寒病、腹痛、少乳等。

2. 补虚培本,回阳固脱　灸法能增强脏腑的功能,补益气血,填精益髓。因此大凡先天不足、后天失养及大病、久病导致的脏腑功能低下、气血虚弱、中气下陷,皆为灸法的适宜病证。许多慢性疾病适宜于灸法治疗,也正是基于灸法的这种补虚培本作用,通过扶正以祛邪,起到治疗和保健作用的。此外,灸法对阳气虚脱而出现的大汗淋漓、四肢厥冷、脉微欲绝的脱证有显著的回阳固脱作用,是古代中医急救术之一。用于治疗脾肾阳虚,元气暴脱之证,如久泄、久痢、遗尿、遗精、阳痿、崩漏、虚脱、休克、脱肛、阴挺及寒厥等。

3. 行气活血,消肿散结　灸法的温热刺激可使气畅,起到行气活血、消肿散结的作用。因此,大凡气血凝滞和形成肿块者均是灸法的适宜病证,如乳痈初起、瘰疬、瘿瘤等。特别是疮疡阴证之日久不溃、久溃不敛者,使用灸法治疗更显示出独特的治疗效果。用于治疗外科疮疡初起,有促进愈合、生肌长肉的作用。

4. 预防保健,益寿延年　灸法不仅能治病,而且还可以激发人体正气,增强抗病能力,起到预防保健作用。艾灸用于防病保健有着悠久的历史,如《千金方》中记载:"凡入吴蜀地游宦,体上常须三两处灸之,勿令疮暂瘥,则瘴疬温疟毒气不能著人也。"《医说》也记载:"若要安,三里莫要干",《扁鹊心书》说:"人于无病时,常灸关元、气海、命门、中脘……虽未得长生,亦可保百余年寿矣。"虽然古人可能有夸大的地方,但灸法可起防病保健作用是可以肯定的。因为灸法可以温阳补虚,灸治足三里、中脘,可使胃气常盛,则气血充盈,且命门是人体真火所在,关元是男子藏精、女子蓄血之所,气海为生气之海,一个人如能胃气常盛,阴气充足,精血不亏,自然病邪不易侵袭。对于中老年人,于无病时或处于亚健康的情况下,长期坚持灸关元、气海、神阙、足三里、曲池等穴,不仅可以预防常见中老年疾病如高血压、中风、糖尿病、冠心病等的发生,还可以延缓衰老,达到益寿延年的目的。因比,灸法又有"保健灸法""长寿灸法"之称。

（二）灸法的适应证

灸法的适应证广泛,根据灸法的功效,其适应证以虚证、寒证和阴证为主,适用于慢性久病,以及阳气不足之证。如治疗寒凝血滞、经络痹阻引起的风寒湿痹、痛经、经闭、寒疝、腹痛;外感风寒表证;中焦虚寒呕吐、泄泻等;脾肾阳虚之久泄、久痢、遗尿、遗精、阳痿、早泄;阳气虚脱而出现的大汗淋漓、四肢厥冷、脉微欲绝的虚脱证;中气不足、气虚下陷之内脏脱垂、阴挺、脱肛、崩漏日久不愈;外科疾患,如疮疡初起,疔肿未化脓者;瘰疬及疮疡溃久不愈。此外,对于灸法治疗热证,有大量文献记载。现临床用灸法治疗肺结核,痄腮(灯火灸),喉痹(直接灸角孙、内关),鼻衄(灸少商)等都是热证用灸法的例证。

第二节　常用灸法

一、直接灸

直接灸是将艾炷直接放在皮肤上施灸。根据灸后有无烧伤化脓,又可分为化脓灸和非化脓灸。

(一)化脓灸

用黄豆大或枣核大艾炷直接放在穴位上施灸,使局部组织烫伤后产生无菌性化脓的灸法,能改善体质,增强机体抵抗力,起治疗和保健作用。《针灸资生经》中说:"凡着艾得疮,所患即瘥,若不发,其病不愈。"以下为操作方法。

1. 灸前准备　要求体位平正,舒适,便于摆放艾炷。用圆棒蘸龙胆紫或用墨笔在穴位上划点标记。《千金方》曰:"凡点灸法,皆须平直,四肢无使倾侧,灸时孔穴不正,无益于事,徒破好肉耳。若坐点则坐灸之,卧点则卧灸之……"说明古人对于灸疗时的体位是十分重视的。按要求制作艾炷,可在艾绒中加入芳香性药末,如丁香、肉桂(丁桂散)等,有利于热力渗透。

2. 施灸方法　在施灸处涂以少量葱、蒜汁或凡士林以增强黏附作用,安放艾炷,用线香点燃。每灸完一壮以纱布蘸冷开水抹净,复灸,一般可灸7～9壮。为减轻疼痛,当艾炷燃烧近皮肤有灼痛感时,用手指轻轻拍打其周围皮肤。《寿世保元》中有"着灸火痛不可忍,预先以手指紧罩其穴处,更与铁物压之即止"。此外,还有麻醉止痛方法。如《扁鹊心书·窦材灸法》说:"怕痛者,先服睡圣散,然后灸之。"

3. 敷贴膏药　灸治完毕,局部擦拭干净,然后在施灸处敷贴玉红膏,1～2日换贴一次。数日后,灸穴逐渐出现无菌性化脓反应,如脓液多时,膏药亦应勤换,经30～40天,灸疮结痂脱落,局部留有瘢痕。在灸疮化脓时,局部应注意清洁,避免并发其他感染;多食营养丰富食物,促使灸疮正常透发,有利于提高疗效。古人重视灸后调养,《针灸大成·灸后调摄法》要求灸后宜静卧,不可立即进食、饮茶,忌大怒、大劳、大饥、大饱、生冷瓜果、受热、冒寒,饮食清淡养胃之物,使气血通流,艾火逐出病气。偶有灸疮久不愈合者可作外科处理。

(二)非化脓灸

灸后产生温烫效应,不透发成灸疮为非化脓灸。因不留瘢痕,易为患者接受,适用于虚寒轻证。方法是在施灸部位涂少量凡士林,将小艾炷放于穴位上,点燃。艾火未烧及皮肤但患者有灼痛感时,即用镊子夹去,更换艾炷再灸,连灸3～7壮,以局部皮肤出现轻度红晕为度。

二、间接灸

间接灸,即在艾炷下垫一衬隔物施灸的方法,又称间隔灸或隔物灸。因火力温和,具有艾灸和药物的双重作用,适用于慢性疾病和疮疡等。因衬隔物的不同,可分为多种灸法(图1-2)。

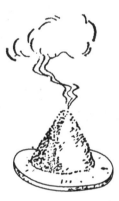

图1-2 间接灸

1. **隔姜灸** 将新鲜生姜切成约0.3cm的薄片,中心用针穿刺数孔,上置艾炷施灸。当患者感到灼痛时,将姜片稍许上提,离开皮肤片刻,旋即放下再灸;也可在姜片下衬些纸片再灸,至局部皮肤潮红为止,一般每穴灸5～7壮。本法简单易行,一般不会引起烫伤,临床应用较广。生姜味辛,性微温。具有解表散寒,温中止呕的作用。故此法多用于外感表证和虚寒性疾病,如感冒、咳嗽、风湿痹痛、呕吐、腹痛、泄泻、痛经、面瘫等。

2. **隔蒜灸** 用独头大蒜切成约0.3cm的薄片,中间用针穿刺数孔,置于穴位或肿块上(如未溃破化脓的脓头处),用艾炷灸之。每灸4～5壮,换去蒜片,每穴一次可灸5～7壮。因大蒜液对皮肤有刺激,灸后容易起疱,故应注意防护。大蒜味辛,性温。有解毒,健胃,杀虫之功。本法多用于治疗肺痨、腹中积块及未溃疮疖等。

3. **隔盐灸** 本法只适用于脐部,又称神阙灸。方法为患者仰卧屈膝,以纯白干燥食盐填平脐孔,再放上姜片(隔开食盐,以免遇火起爆烫伤)置艾炷施灸。如患者脐部凸出,可用湿面条围脐如井口,再填盐如法施灸。本法对急性腹痛、吐泻、痢疾、四肢厥冷和虚脱等证,有回阳救逆的作用。凡大汗亡阳、肢冷脉伏之脱症,可用大艾炷连续施灸,不计壮数,直至汗止脉起,体温回升,症状改善为度。如《古今录验》云:"热结小便不通利,取盐填满脐中,作大炷灸,令热为度。"

4. **隔附子(饼)灸** 以附子片或附子饼(将附子切细研末,以黄酒调和作饼,厚 0.3～0.5cm,直径约 2cm)作为间隔,上置艾炷灸之。饼干更换,直至皮肤出现红晕为度。药饼灸后可重复再用。由于附子辛温火热,有温肾补阳的作用,故用来治疗各种阳虚证,如阳痿、早泄及外科疮疡、窦道、漏管久不收口等。

5. 隔胡椒饼灸　以白胡椒末适量,加面粉和水制成厚 0.3～0.5cm,直径 2cm 圆饼,使中央呈凹陷形,置适量药末(如丁香、麝香、肉桂等)填平,上置艾炷灸之。每次 5～7 壮,以觉温热舒适为度。胡椒味辛,性热,有温中散寒之功。主要用于治疗胃寒呕吐、腹痛泄泻、风寒湿痹和面部麻木等症。

6. 隔豆豉饼灸　用淡豆豉为细末,过筛,量疮之大小,以适量药末和入黄酒作饼,约厚 0.6cm,软硬适中,放于疮孔周围,上置艾炷灸之,勿使皮破,每天灸一次,以愈为度。豆豉味苦,性寒,功能解表发汗,除烦。对疮疽发背,恶疮肿硬不溃,不敛,疮色黑黯者有效,可促使疮口愈合。

三、悬起灸

将点燃的艾条悬于施灸部位之上的灸法,按操作方法分为温和灸、回旋灸和雀啄灸。

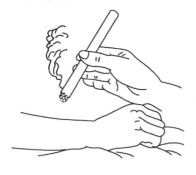

图 1-3　艾条温和灸

1. 温和灸　将艾卷一端点燃,对准应灸腧穴部位或患处,距离皮肤 2～3cm 熏烤,使局部有温热感而无灼痛为宜,一般每穴灸 10～15min,至皮肤红晕为度(图 1-3)。对昏厥或局部知觉减退的患者及小儿,应将食、中两指置于施灸部位两侧以测知局部受热程度,随时调节施灸距离,掌握施灸时间,防止烫伤。

2. 雀啄灸　艾卷点燃端对准施灸部位,如鸟雀啄食状上下移动施灸。一般施术 5min 左右。本法热感较强,多用于小儿疾病,也用于晕厥急救。

3. 回旋灸　艾卷点燃端对准施灸部位,保持一定的距离,但位置不固定,而是均匀地向左右方向移动或反复旋转地进行灸治。本法多用于风湿痹痛、神经性麻痹及广泛性皮肤病(如带状疱疹)。

四、实按灸

将点燃的艾条趁热按于施灸部位的灸法,因艾条中掺入的药物不同而有太乙神针、雷火神针、百发神针之分。

方法：先在施灸部位垫上布或纸数层，点燃药物艾卷，趁热按到施术部位使热力透达深部。稍留1～2秒，若火熄灭，复点再灸，5～7次。或点燃药条一端，以粗布数层包裹，趁热按熨于腧穴或患部，冷却后点燃再熨，每穴灸5～7次（图1-4）。

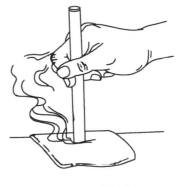

图1-4　实按灸

适应证：艾条因艾绒中掺入的药物处方各异、用途不同而有不同名称。太乙神针、雷火神针适用于风寒湿痹、痿证和虚寒证。百发神针适用于偏正头风，肩周炎，关节炎，腰痛，手足瘫痪，痞块，小腹疝气，痈疽发背，痰核初起未溃。

五、温针灸

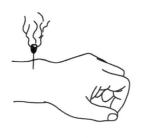

图1-5　温针灸

温针灸，是留针时在针柄着艾施灸的针法。艾绒燃烧时热力通过针身传入体内，发挥针与灸的协同作用，适用于既需针刺留针，又需施灸的疾病。操作时，在针刺得气后，留针于适当深度，针柄上穿置长约1.5cm的艾卷点燃施灸；或在针尾搓捏少许艾绒点燃，直待燃尽，除去灰烬，再将针取出（图1-5）。治疗时须嘱患者勿移动体位，并在施灸下方垫一纸片，以防艾火掉落灼伤皮肤或烧毁衣物。

六、壮医药线点灸

壮医药线点灸，是以壮医理论为指导，采用经过多种壮药制备液浸泡过的直径约为0.7mm的苎麻线，取出后将一端在灯火上点燃，使之形成圆珠状炭火，然后将此炭火迅速而敏捷地直接灼灸在人体体表一定穴体或部位，用以预防和治疗疾病的一种独特医疗保健方法。

操作方法:

1. **持线** 以右手拇指、食指夹持药线的一端,露出线头 1～2cm。
2. **点火** 将露出的线头点燃,只需线头有火星即可。
3. **施灸** 将线端火星对准穴位施灸。壮医认为:"疾病并非无中生,乃系气血不均衡。"通过药线点灸的刺激,疏通龙路火路气机,起到通痹、止痛、止痒、祛风、消炎、活血化瘀、消肿散结等作用。

七、天灸

天灸是一种非火热灸法,又称发疱疗法,是利用中药中某些有刺激性的药物捣烂调糊,敷贴穴位,致使穴位发疱而达到防病治病的目的。其特点是,使局部发疱化脓,但并不出现红、肿、热、痛和全身症状,只是发疱局部有暂时的泛红、发痒,与病理状态下的化脓性感染明显不同。

天灸发疱的方法可追溯到帛书《五十二病方》:"蚖……以(芥)印其中颠",指用芥子泥敷百会穴治疗蚖蛇咬伤的方法。晋·葛洪《肘后备急方》记载:"治疗癣、痈、肿毒,斑蝥一枚,无足、翅、捻破,复以针画疮上作米字,以之封上,候发赤起即揭去。"宋朝王执中在《针灸资生经》中提出:"乡居人用旱莲草椎碎,置在手掌上一夫,当两筋中,以古文钱压之。系之以故帛,未久即起小泡,谓之天灸,尚能愈疟"。明朝《本草纲目》载:"山人截疟,采叶贴寸口,一夜作泡如火燎,故呼为天灸""百草头上秋露……八月朔日收取,摩墨点太阳穴,止头痛,点膏肓穴,治痨瘵,谓之天灸"。清·张璐《张氏医通》中有治冷哮经典灸方:"白芥子一两,延胡索一两,甘遂、细辛各半两,麝香半钱,姜汁调涂",已被后世广为应用。

目前,我国临床上开展最普遍的天灸是三伏天穴位敷贴治疗哮喘和过敏性鼻炎以及预防感冒、体虚等。在三伏天进行的天灸又称"三伏灸",是利用冬病夏治原理治疗一些受凉后容易反复发作的慢性疾病,如慢性支气管炎、支气管哮喘、慢性鼻炎、风湿病等。《素问·四气调神大论》篇曰:"四时阴阳者,万物之根本也,所以圣人春夏养阳,秋冬养阴,以从其根,故与万物沉浮于生长之门。"春夏养阳即在阳气升发、充盛之时,顺势蓄养,激发体内阳气,以保证秋冬时体内也有充足的阳气。三伏天阳光长,热度高,是一年中自然界阳气最旺盛之时,人体腠理开泄,此时天灸药物也更易渗透至脏腑。辛温、走窜、通经、逐瘀之药物通过经络和腧穴的作用,激发体内阳气,可以最大限度地鼓舞人体正气,达到治未病和防止痼疾复发的目的。

天灸的疗效是经络腧穴与药物共同作用的结果,它们之间相互激发、相互协同,作用叠加,常用白芥子、斑蝥、毛茛、细辛、生天南星、延胡索等动、植物药,可通过刺激体表皮部,通过络脉、经脉的传导,改善经络气血的运行,对五脏六腑的生理功能和病理状态产生良好的调整作用,最终纠正阴阳盛衰,使其趋于平衡,从而达到消除疾病或"正气内存,邪不可干"的预防目的。

第三节　古代特色灸法

一、骑竹马灸

骑竹马灸是艾炷直接灸中化脓灸的一种。该法早在宋·闻人耆年《备急灸法》中就有记载:"治发背脑疽,肠痈,牙痈,四肢下部一切痈疽,疔疮……"骑竹马灸的具体操作如下。

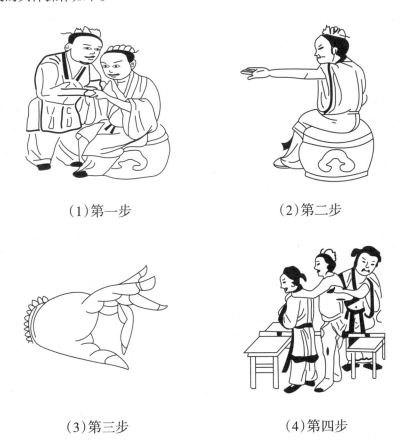

(1)第一步　　　　　　　　(2)第二步

(3)第三步　　　　　　　　(4)第四步

图 1-6　骑竹马灸

第一步，"令病人凭几曲手，男左女右，看臂腕节中间有一偃孔，令把臂相对者以朱点定了"。患者肘关节屈曲，确定肘关节横纹上的凹陷处［图1-6（1）］。

第二步，"挺直其臂，如持弓之直，却见先来用朱点定偃孔处正在臂节横纹上，就以篾自横纹贴肉量至中指肉尖而止，不过指爪"。患者肘关节由屈曲位变伸直位，以第一步确定的肘横纹上的点作为起点，量至中指尖指腹端，即测定曲泽至中冲之间距离，以此作为长度［图1-6（2）］。

第三步，"次用屈中指，侧看中节有两斜横缝，就用篾压定截断，此是一寸，须量横纹各一侧，乃各一寸也"。即量取中指同身寸为1寸［图1-6（3）］。

第四步，"次用竹杠一条两桌子前后阁起，以毡褥被帛等籍定令稳，令病人脱去衣，解开衬裤带，骑定竹杠，用身壁直靠，尾闾骨坐于竹杠上，两足悬虚，俱不要着地，悬身正直，要两人左右扶定，勿斜侧僵曲，要以尾闾骨正贴在竹杠上，却就竹杠上用初头自臂量至中指肉尖，竹篾子自尾闾骨量上背脊之心，尽其所压之篾而止。却用前所压横纹二寸则子横安篾尽处，用朱点定两头是穴，相去各一寸也，各灸五壮或七壮。"即将竹杠两头分置桌上，在竹杠上包裹软棉，患者除去上衣，松开裤带骑坐在竹杠上，要双足悬空，上身正直，为保持平衡由两助手扶持患者。然后从尾骨尖端长强穴处作为起点，以肘横纹曲泽穴至中指指腹中冲穴距离为长度，沿脊柱向上量取确定终点，再以此点向两旁各量1寸定取两点，约在第10胸椎棘突下旁开1寸，以该两点作为施灸部位，各灸五壮或七壮［图1-6（4）］。古代定取该穴方法较为复杂，目前临床多以筋缩穴旁开1寸取定该奇穴。标记好穴位，先涂大蒜汁，将艾炷置于穴上，点燃施灸，灸5～7壮，壮数不可灸多。灸后贴清水膏或消毒纱布。化脓时，每日换膏药1～2次，灸疮4～6周愈合。

由于骑竹马灸后施灸处皮肤会出现不同程度的化脓，故灸前要告知患者消除紧张，避免晕灸现象的发生。施灸后要注意避风寒，忌食辛辣、油腻食物，禁房事，注意休息，灸疮发痒时，禁用手搔抓。如果灸疮疼痛剧烈或伴有发热现象，应及时到医院检查处理。

二、四花灸

四花指膈俞、胆俞穴，在背部共四穴，故称为"四花"，用艾炷直接灸时，四穴艾炷同时点燃，犹如四朵火花，故命名四花灸。具有温经通络，活血祛瘀，补益气血，健脾补肾，除痰止喘的功效。四花穴出自唐代崔知悌《骨蒸病灸方》，原书已佚，其佚文保存在唐代王焘《外台秘要》中。关于四花穴的定位，古代诸医籍中记载主要可分为两种。

一种是以《外台秘要》《苏沈良方》所载呈菱形分布的四个点定位；《外

台秘要》采用以绳比量测穴定位法:使患者平身正坐,稍缩胳膊,取一绳绕其脖子,向前双垂,共鸠尾齐即截断。使所取绳子的中点平结喉骨,将绳子两端经肩部自然下垂至脊中线上,在该点上做标记。再令患者合口,用小绳测量两口吻之间的距离便割断,使小绳的中点与第二步所取的标记点重合,将小绳水平放在脊背上,其两头即是四花的横二穴。根据前法将小绳垂直放于脊背上,其两头即是四花垂直二穴。

另一种则是以《针灸资生经》《针灸聚英》的呈正方形分布定位。《针灸聚英》使用的方法是:先测量足大趾尖经足底、足跟,由小腿后方到腘横纹的长度。将所取长度的中点放在患者喉结下,使线的两端经肩部自然下垂至脊中线上。量患者口角间的距离,以此长度做正方形纸片,在其中间剪一小孔。将所取纸片中点对准线端的止点处,使纸片平正贴于背上,纸片的四角即是四花穴。在后世的使用中,四花穴的定位法改为穴位定位,即为膈俞、胆俞穴的合称。

四花穴是骨蒸劳瘵的著名灸穴。骨蒸潮热指有热自骨内向外透发的感觉,多为阴虚火旺,阴液亏虚所致。《灸骨蒸法图四首》中关于症状的描述:"夫含灵受气,禀之于五常……骨蒸病者,亦名传尸,亦谓殗殜,亦称伏连,亦曰无辜。丈夫以癖气为根,妇人以血气为本,无问少长,多染此疾……其为状也,发干而耸,或聚或分,或腹中有块,或脑后近下两边有小结,多者乃至五六,或夜卧盗汗,梦与鬼交通,虽目视分明,而四肢无力,或上气食少,渐就沉羸,纵延时日,终于溘尽……""灸骨蒸及邪,但梦与鬼神交通,无不瘥之法。"可见,病因多是由于人体感受风寒暑湿之气超过了人体所能承受的范围,或感染疫毒。症状表现为骨蒸潮热,夜卧盗汗,头发干枯,腹中有块或者脑后有小的结节,四肢乏力,身体困重。

运用四花灸治疗时,要达到一定的灸量。古代以施灸壮数作为衡量灸量的标准,以确保疗效。《外台秘要》记载:"使患者平身正坐……以前总通灸四处,日别各灸七壮以上,二七以下。其四处并须满二十壮,未觉效,可至百壮,乃停。"

三、膏肓灸

膏肓灸见于庄绰撰的《灸膏肓俞穴法》。庄绰,字季裕,南宋(12世纪)靖源(今属山西省)人,任朝奉郎前南道都总之职。该书对膏肓穴的部位、取穴法、作用、主治病证、灸治方法进行考证,对研究膏肓穴以及针灸治疗瘵证有较高参考价值,庄氏艾灸膏肓穴的特点主要表现在以下两方面:

(一)施灸膏肓穴时,要求取穴准,灸量大

庄氏认为膏肓俞施灸时定位要准确且必须达到一定的灸量,艾炷宜大,壮数宜多。如在确定膏肓俞部位时"以墨圈之,令圈大小直径三分",而中心点为膏肓穴的准确部位,艾炷应覆盖整个腧穴的有效范围。在使用大艾炷施灸时,其壮数亦多,庄氏记载了多位医家的经验中有"日灸五十壮,累至数百为佳""有僧为之灸膏肓穴,得百壮",而庄氏自身更因灸膏肓俞"积三百壮"而"宿疴皆除"。

（二）施灸膏肓穴后,重视灸后调护

庄氏根据孙思邈重视施灸后的调护补养之说,详述膏肓俞灸后的调摄方法,"此穴灸讫,令人阳气康盛,当消息以自补养,取身体平复。其补养之道,宜食温软羹饭,毋令太饱,及饮啖生冷、油腻、粘滑、鹅、猪、鱼、虾、笋、蕨,其他动气发风之物。并触冒风寒暑湿,勿以阳气乍盛辄犯房室。如觉气壅,可灸脐下气海、丹田、关元、中极四穴中一穴,又当灸足三里,引火气以实下。随病深浅,加以岁月将息,则可保平复"。可见,庄氏从饮食、生活、起居以及相关腧穴辅助施灸等方面详述膏肓俞穴施灸后的调护,以加强其温阳益气,消痰降气之效。

为了强调膏肓俞的临床疗效,庄氏以自身体验加以说明:"余自许昌遭金狄之难,忧劳危难,冲冒寒暑,过此东下。丁未八月,抵泗滨,感疟疾。既至琴川,为医妄治,荣卫衰耗,明年春末,尚苦胕肿腹胀,气促不能食,而大便利,身重足痿,杖而后起。得陈了翁家专为灸膏肓俞,自丁亥至癸巳,积三百壮。灸之次日,既胸中气平,肿胀俱损,利止而食进。甲午已能肩舆出谒,后再报之,仍得百壮,自是疾证浸减,以至康宁。时亲旧间见此殊功,灸者数人,宿疴皆除"。

四、炼脐法

炼脐法是由明代医家李梴在《医学入门》中明确提出,独取脐(神阙)部,以经络学说为理论依据,以辨证论治理论为指导,使用不同药物以适当的剂型填敷于患者脐部,并进行隔物灸等,激发经气,疏通气血,调理脏腑,用以防治疾病的一种中医外治特色疗法。李氏重真气,倡导"蒸脐固蒂",认为脐部是"一身之根蒂""常依法熏蒸""身体可健,其中有神妙也"。李氏搜集当时民间经验,认为炼脐法有温、清、补、泻之功,倡用炼脐法来养生防病。李梴的炼脐方法主要有以下四种:

（一）彭祖固阳固蒂长生延寿丹

《医学入门》记载彭祖固阳固蒂长生延寿丹,药物的组成有麝香五钱,丁香三钱,青盐四钱,夜明砂五钱,乳香、木香各二钱;小茴四钱,没药、虎骨、蛇骨、龙骨、朱砂各五钱,雄黄三钱,白附子五钱,人参、附子、胡椒各七钱,五灵脂五钱,槐皮,艾叶。使用时"上为末,另用白面作条,圈于脐上,将前药一料分为三

分,内取一分,先填麝香末五分入脐眼内;又将前药一分,入面圈内,按药令紧,中插数孔,外用槐皮一片盖于药上,艾火灸之……苟不汗则病未愈,再于三五日后又灸,灸至汗出为度"。李氏认为此方不但可治劳疾,而且"凡一年四季各熏一次,元气坚固,百病不生";"凡用此灸,则百病顿除,益气延年"。

(二)接命丹

"用大附子一枚,重二两二钱,切作薄片,夏布包定,以甘草、甘遂各二两捶碎,用烧酒二斤共浸半日,文武火煮,酒干为度。取起附子、草、遂不用,加麝香三分,捶千余下,分作二丸,阴干,纳一丸于脐中,七日一换。一丸放黑铅盒内养之。"李氏认为可以"养丹田,助两肾,添精补髓,返老还童,却病延年。"

(三)温脐种子方

"五灵脂、白芷、青盐各二钱,麝香一分为末,另用荞麦粉水和成条,圈于脐上,以前药实于脐中……但觉脐中温暖即止,过数日再灸。"此法可用于治疗脐腹结冷,下元虚寒,以及妇女宫寒不孕,气虚崩漏,血寒闭经等症。

(四)温脐兜肚方

"白檀香、羚羊角各一两,零陵香、马蹄香、香白芷、马兜铃、木鳖子、甘松、升麻、血竭各五钱,丁皮七钱,麝香九分,以上十二味为末,分作三分,每用一分。以蕲艾絮绵装白绫兜肚内。"李氏认为此方"专主痞积,遗精白浊,妇人赤白带下,经脉不调,久不受孕"。

五、百发神针

百发神针是古灸法的一种,属实按灸法,本方法出于清代医家赵学敏编著的《串雅外编》:"百发神针,治偏正头风,漏肩,鹤膝寒湿气,半身不遂,手足瘫痪,痞块腰痛,小肠疝气,痈疽发背,对口发,痰核初起,不破烂,俱可用针,按穴针之""乳香、没药、生川附子、血竭、川乌、草乌、檀香末、降香末、麝香各三钱,母丁香四十九粒,净蕲艾绵一两或二两,作针"。用于治疗偏正头风、漏肩风、鹤膝风、半身不遂及疝气等症。

六、太乙神针

太乙神针是在雷火神针的基础上形成的药艾条灸法。它是利用点燃的含药艾条,隔布按压于人体腧穴或特定部位,从而起到治疗效果的一种灸法,隶属于实按灸,出现于清代,距今已有三百年的历史。太乙神针具有操作简便、创伤小、临床适应证广泛等优点。

太乙神针中的药物,大都选用辛香行气,活血化瘀,温阳散寒,通络止痛之品,适用于各种寒证、虚证、痛证和瘀证。范毓[繇]所著《太乙神针》详细记载了药物组方:艾绒三两,硫黄二钱,真麝、乳香、没药、丁香、松香、桂枝、杜仲、枳壳、皂角、细辛、川芎、独活、穿山甲、雄黄、白芷、全蝎各一钱。太乙神针的施灸方法与雷火神针大致相同,即将太乙神针一端点燃,在施灸部位上铺垫6～7层绵纸或棉布,将艾火直接点按在施灸部位上,若火熄,再点再按,每次每穴点按5～7次。操作时,为了保持火力连续,可点燃数根艾条,交替使用。

太乙神针中药物的性能与艾火的热力相互辅佐,透达经络,循行脏腑,调整机体功能,可用于治疗各科急、慢性病证和养生灸。又因其能疏通经络,调和气血,温中逐寒,解郁散结,故多用于痹疾及跌打损伤等病的治疗和预防。运用太乙神针在头面部腧穴施灸可治疗眩晕、目疾、耳疾;在胸腹部腧穴施灸可治疗相应脏腑病;在四肢部腧穴施灸可治疗痹证;背俞穴可治疗内脏病和局部痛症。《太乙神针》记载:"如遇周身疼痛,跌磕损伤,骨节疼痛,瘀血不散,及痈疽发背,对口疔疮,瘰核疬患,一切无名肿毒"可直接在患处施以太乙神针的方法。所以,太乙神针适应于内、儿、妇、外各科疾病的防治。然而,对疮疡已溃或体表的恶性肿瘤病灶局部禁用本法。

七、雷火神针

雷火神针,为艾条灸之一,见于《本草纲目》。雷火神针主要药物配方是艾绒三两,沉香、木香、乳香、茵陈、羌活、干姜、穿山甲各三钱,研为细末,筛过后加入麝香少许,然后取方形棉纸两张,一张平置桌上,另一张双折重复于上,将洁净的艾绒铺在纸上,并用木尺轻轻叩打使之均匀成一平方形,再将药料均匀地撒在艾绒上,卷成爆竹状,外涂蛋清,以桑皮纸六、七层紧裹之。施灸时点燃一端,用布数层(一般为十层)包裹,然后立即按于穴位或患处,进行灸熨。针冷则再燃再熨。如此反复7～10次,穴位上即出现大面积的温热和红晕现象,热力深入,持久不消。此法优点是节省时间,施灸面积大。

雷火神针多用于治疗风寒湿痹、沉痼之疾、腹痛、疝气、月经病等。《外科正宗》记载雷火神针有祛风、散寒、化湿、温通经络之功,可治疗风寒湿毒侵袭经络诱发的漫肿阴毒之痈疽。适用于各种寒湿型无名肿毒,或痈疽疮疡属阴证者,如附骨疽、流痰、流注等。

八、日光灸

日光灸,即古人用凹面铜镜对向太阳聚光,点燃艾火灸患者穴位治病。《本草纲目》卷六之艾火条:"阳燧,火镜也。以铜铸成,其面凹,摩热向日,以艾承之则得火。""凡灸艾火者,宜用阳燧,火珠承日,取太阳真火。"操作方法:用放大镜的一面置于所灸穴位之上,并对好日光,将镜面提起,距离所灸穴位约四、五寸,此时镜面聚焦日光的焦点缩小,照射片刻后,被灸部位即有灼痛及热感,将镜面下放,使焦点放大,即可缓解灼痛。稍停片刻,再将镜面上提,使焦点汇聚,即可增强热度。如此照射,约5min,被照射处穴位皮肤有红晕出现,即可停止(若再灸会起疱)。此法可每日施行。照射时间以中午前后阳光较强时为佳,如遇阴雨天,可暂停施灸。此法适用于风寒湿痹证及慢性虚弱性疾病等。

第二章 透灸的操作技术

第一节 透灸的理论基础

透灸是在古代重灸基础上提出的艾灸理念。为了达到较好的效果,古人提出重灸,"大病重灸""化脓灸"等多种灸法。古人以艾炷的大小和施灸壮数的多少、灸时患者的感觉(痛、痒)以及灸后出现的反应(如水疱、灸疮),判断用灸的剂量。透灸是指以充足的灸量,达到疏经通络、调和气血目的的艾灸方法,灸后可出现皮肤潮红、汗出,或在病患部位出现红白相间的花斑,或全身汗出,或灸感透达组织、器官等。

一、灸量要求

灸量是提高疗效的重要因素之一,控制灸量是辨证施灸的重要内容,古代医家以艾炷底部直径达到三分,作为灸量充足的标准,用于大病、重病的治疗,提出了"灸不三分是谓徒冤"的说法。强调艾灸时,艾炷底部的直径要有三分,使艾炷覆盖在穴位上,点燃以后才能达到有效的灸量。晋代陈延之提出"欲令根下广三分为适也。减此为不覆孔穴上,不中经脉,火气不能远达"(《小品方·卷第十二》)。唐代孙思邈在《备急千金要方》中记载了对艾炷大小的要求,如"小指大""小豆大""苍耳子大""如黍米""雀屎大"等多种艾炷。南宋庄绰在《灸膏肓俞穴法》中也强调施灸艾炷直径要达到三分,在确定膏肓俞部位后,"以墨圈之,令圈大小直径三分"。说明艾灸要有足够的灸量,即《医宗金鉴·刺灸心法要诀》说的"凡灸诸病,要持之以恒,必火足气到始能愈"。

南宋医家窦材、庄绰强调重病、大病多灸。窦氏用灸治疗大病动辄三五百壮,如《扁鹊心书·窦材灸法》记载中风灸关元五百壮,伤寒太阴证急灸关元、命关各三百壮,脑疽发背灸关元三百壮。庄绰认为膏肓俞施灸时必须达到一定的灸量,艾炷宜大,壮数宜多。在使用大艾炷施灸时,其壮数亦多,庄氏记载的多位医家的经验中有"日灸五十壮,累至数百为佳""有僧为之灸膏肓穴,得百壮",而庄氏自身更因灸膏肓俞"积三百壮"而"宿疴皆除"。

二、灸后机体反应

灸后机体的反应,古代医家强调"痛者灸至不痛,不痛者灸至痛",以及灸后需"发灸疮",才能达到应有的疗效。晋代《刘涓子鬼遗方·神妙灸法》中提出"凡灸,痛者须灸至不痛为候;不痛者,须灸至知痛时方妙",成为治痈的标准,这是依据艾灸时患者的感觉控制灸量的方法,在外科病中多用,对后世医家用灸法治疗外科病影响很大。如南宋闻人耆年,明代薛己、张介宾、李梴、陈实功,清代吴亦鼎等宗此法。

这种灸治方法的道理,徐用诚在《玉机微义》中说,"灸而不痛,先及其溃,所以不痛。后及良肉,所以痛也。"陈实功在《外科正宗》卷一中说,"此为火气方得入里,知痛深处方是好肉。"张介宾在《类经图翼·诸证灸法要穴》中说,"凡用灸者,所以散寒邪,除阴毒开郁破滞,助气回阳,火力若到,功非浅鲜。"认为艾灸时,要"痛者灸至不痛,不痛者灸至痛",才能起到"开郁拔毒、助气回阳"的作用。

发灸疮是历代医家推崇的方法,一致认为这是最佳的施灸量,对灸后发疮的原理及方法,晋代陈延之提出,"灸得脓坏,风寒乃出;不坏,病则不除也",宋代王怀隐的《太平圣惠方》记载,"灸炷虽然数足,得疮发脓坏,所患即差;如不得疮发脓坏,其疾不愈。""得疮发,所患即差;不得疮发,其疾不愈",这一灸治经验,得到许多医家的肯定。至于发灸疮的道理,隋代巢元方认为"灸后发疮"是驱除病邪的表现。

透灸法既重视灸量(充足的灸量是起效的前提,要求灸量充足),更强调灸后要有反应(灸后反应是起效的标准:患者感觉舒适,热感向病患部位渗透、传导,出现汗出、潮红、花斑或全身出汗),以灸后反应判断施灸的量(视频2-1),是对古人重灸法的继承和发展,是更适合临床应用的施灸方法,是根据灸后机体产生的透灸效果把握灸量的操作技术。

根据施灸病位的不同,我们研制了透灸的操作工具,如:颈部、膝关节、背腰部、手腕部艾灸箱,对单个穴位或病变小的部位,采用艾条透灸,如头面部穴位。透灸法有效地控制了温度,避免了灸疮产生的痛苦,又减少了艾灸时的烟雾,节省了人力,经多年临床应用,对颈椎病、腰椎病、关节积液、肩周炎、足踝

视频2-1

灸后机体反应

扭伤、脑梗死、脑积水、失眠、面瘫、腹泻、痛经、卵巢积液、前列腺肥大等多种病症均有很好的疗效。

第二节　透灸的临床操作

透灸主要是用灸箱施灸,对头部、面部等可用艾条施灸。在用箱灸的时候可以配合针刺,称温针透灸,灸后配合刺络的称透灸刺络。

一、艾条透灸法

艾条透灸法是手持艾条,通过充足的施灸量,使热量及灸感透达所病变部位,以疏经通络、调和气血。用于单个穴位或者头面等病变范围小、不适合用灸箱的部位。

（一）灸前准备

1. 灸材选择　艾条灸应选择合适的清艾条或药艾条,检查艾条有无霉变、潮湿,包装有无破损。准备好火柴或打火机、线香、线捻等点火工具,以及治疗盘、弯盘、镊子、灭火管等辅助用具。

2. 体位选择　选择患者舒适、医者便于操作的诊疗体位,一般选择坐位或卧位。

3. 环境要求　环境应保持通风,避免艾烟过浓,伤害人体。应注意环境清洁卫生,避免污染。环境温度适宜,勿过冷过热。

4. 消毒　用含 75% 乙醇,或 0.5%～1% 碘伏棉球在施术部位由中心向外做环形擦拭。术者双手应用肥皂水清洗干净,再用含 75% 乙醇棉球擦拭。

（二）操作方法

医者一手持艾条,将艾条一端点燃(如施灸头部,当头发较多时,另一手的食指和中指分别置于所灸穴位的两侧,两指拨开头发,尽量暴露穴区头皮,测知局部受热温度),根据患者耐热程度随时调整施灸距离,以患者出现舒适、温热感向病变部位透达的感觉为宜,直到患者出现能够耐受的热感,以透灸部位皮肤潮红、汗出为度。然后灸下一个穴位,每次灸 1～3 穴,每个穴位施灸时间在 20min 以上(视频 2-2)。

视频 2-2
艾条透灸法

（三）灸量标准及透灸时间

以患者出现热感透达、传导、潮红、汗出为度，20min 以上。在透灸过程中，患者可能会出现舒适感、胀痛感、沉重感、痒感、蚁行感、水流感、饥饿感、肠鸣、温热感呈线状或带状向病变部透达。灸后，在施灸部位出现潮红、汗出或全身汗出。

二、灸箱透灸法

灸箱透灸法是将点燃的艾段放在灸箱中，使艾灸热感透达至病变部位的施灸方法。有施灸面积大、灸量充足、灸后反应明显的特点。适用于腰背部、腹部、肘膝关节等部位施灸。

（一）施术前准备

1. 灸材选择 应选择合适的清艾条或药艾条，检查艾条有无霉变、潮湿，包装有无破损。根据施灸部位选择合适规格的灸箱，腹部、膝关节、颈部、足部、背腰部有多种型号的灸箱可供选择。准备好火柴或打火机、线香、线捻等点火工具，以及治疗盘、弯盘、镊子、灭火管等辅助用具。

2. 体位选择 选择患者舒适、医者便于操作的诊疗体位，一般选择仰卧位或者俯卧位。

3. 环境要求 环境应保持通风，避免艾烟过浓，伤害人体。应注意环境清洁卫生，避免污染。环境温度 25～29℃。

4. 消毒 用含 75% 乙醇，或 0.5%～1% 碘伏棉球，在施术部位由中心向外做环形擦拭。术者双手应用肥皂水清洗干净，再用含 75% 乙醇棉球擦拭。

（二）操作方法

1. 点燃艾条 将 6 段（或以上）3～3.5cm 长的艾条两端点燃后，分上下两排各放 3 段，均匀摆放于灸箱内，固定在灸箱网上，防止艾条滚动造成的热力不均。

2. 放置灸箱 灸箱平稳放置于施灸部位，将灸箱盖打开约 1cm 的缝隙，使少量空气进入箱内助艾条燃烧，10min 后盖紧箱盖。

3. 烟雾滤布遮挡 用滤布覆盖灸箱顶部及箱体四周，防止烟雾溢出，以灸箱顶部冒出柔和、白色雾气样烟为度，保持内温在 43℃，持续时间 20min 以上（视频 2-3）。

视频 2-3
灸箱透灸法

4. 燃至 40min 取下艾灸箱,灸后要求出现潮红、汗出、花斑或全身汗出。

（三）灸量标准及透灸时间

以患者出现热感透达、传导,潮红,汗出,花斑为度,时间约 40min。在透灸过程中,患者可能会出现舒适感、胀痛感、沉重感、痒感、蚁行感、水流感、饥饿感、肠鸣、温热感向病变部透达。灸后,在施灸部位出现潮红、汗出、花斑或全身汗出。

三、温针透灸法

温针透灸法是在针刺后,用艾箱透灸法使灸感透达病变部位的治疗方法。在病位选穴针刺,将 2～3cm 长的艾段点燃放入艾灸箱内,然后将艾灸箱放在针刺部位施灸,灸至局部皮肤汗出、潮红,在起针时可见到针体自动退出至皮下。适用于腰背部、腹部、肘膝关节等部位,此法灸穴多、施灸面积大、火力集中,可充分发挥针、灸的互补效应。

（一）施术前准备

1. 灸材选择　应选择合适的清艾条或药艾条,检查艾条有无霉变、潮湿,包装有无破损。根据施灸部位选择合适规格的艾灸箱,如足部艾灸箱、颈部艾灸箱、膝关节艾灸箱等。准备好火柴或打火机、线香、线捻等点火工具,以及治疗盘、弯盘、镊子、灭火管等辅助用具。

2. 体位选择　选择患者舒适、医者便于操作的诊疗体位,一般选择仰卧位或者俯卧位。

3. 环境要求　环境应保持通风,避免艾烟过浓,伤害人体。应注意环境清洁卫生,避免污染。环境温度适宜,勿过寒过热。

4. 消毒　用含 75% 乙醇,或 0.5%～1% 碘伏棉球在施术部位由中心向外做环形擦拭。术者双手应用肥皂水清洗干净,再用含 75% 乙醇棉球擦拭。

（二）操作方法

1. 针刺　用消毒棉球蘸 75% 乙醇在选取的穴位局部消毒,选用直径为 0.30mm 的毫针,采用一定的手法进行针刺操作。

2. 透灸　①点燃艾条:将 6 段艾条点燃后,分上下两排各放 3 段,均匀摆放于灸箱内,固定在灸箱网上,防止艾条滚动造成的热力不均。②放置灸箱:

视频 2-4
温针透灸法

灸箱平稳放置于施灸部位,将灸箱盖打开1cm的缝隙,使少量空气进入箱内助艾条燃烧。③烟雾滤布遮挡:用滤布覆盖灸箱顶部及箱体四周,防止烟雾溢出,以灸箱顶部冒出柔和、白色雾气样烟为度(视频2-4)。④10min后,温度上升至40℃时,盖紧箱盖,艾灸20min以上。⑤艾条燃烧完至患者无热感时取下灸箱,透灸部位皮肤出现潮红、汗出、花斑。

（三）灸量标准及透灸时间

以患者出现热感透达、传导,潮红,汗出,花斑为度,时间约40min。在透灸过程中,患者可能会出现舒适感、胀痛感、沉重感、痒感、蚁行感、水流感、饥饿感、肠鸣、温热感向病变部透达和传导。灸后,在施灸部位出现潮红、汗出、花斑或全身汗出。

四、透灸刺卫法

透灸刺卫法是在患者疼痛明显的部位浅刺,调节卫气之后,在病变部位进行透灸,治疗局部疼痛,改善患者运动功能的方法。

（一）施术前准备

1. **灸材选择**　应选择合适的清艾条或药艾条,检查艾条有无霉变、潮湿,包装有无破损。根据施灸部位选择合适规格的艾灸箱。准备好火柴或打火机、线香、线捻等点火工具,以及治疗盘、弯盘、镊子、灭火管等辅助用具。

2. **体位选择**　选择患者舒适、医者便于操作的诊疗体位,一般选择坐位、仰卧位或者俯卧位。

3. **环境要求**　环境应保持通风,避免艾烟过浓,伤害人体。应注意环境清洁卫生,避免污染,环境温度适宜。

4. **消毒**　①透灸部位消毒:可用含75%乙醇,或0.5%～1%碘伏的棉球,在施术部位由中心向外做环形擦拭。②术者消毒:术者双手应用肥皂水清洗干净,再用含75%乙醇棉球擦拭。

（二）操作方法

1. **刺卫法**　首先让患者确定疼痛明显的部位,选取2～5个阿是穴,用消毒棉球蘸75%乙醇在选取的穴位局部消毒,选用直径为0.30mm的毫针,平刺30～40mm,留针30min,并嘱患者活动患处,疼痛减轻时,将针取出。要求针刺时无痛,治疗中无针感。

2. **透灸法**　①艾条透灸:医者一手持艾条,将艾条一端点燃,另一手的食指和中指分别置于所灸穴位的两侧(如施灸头部时,两指需拨开头发,尽量暴露穴区头皮),测知局部受热温度,根据患者耐热程度随时调整施灸距离,以患者出现舒适、温热感向病变部位透达的感觉为宜,直到患者出现能够耐受的灼热的感觉,以透灸部位皮肤潮红、汗出为度,然后施灸下一个穴位,每次灸1～3穴,每个穴位施灸时间在20min以上,以患者出现热感透达、传导,潮红,汗出为度。②灸箱透灸:将6段3cm长艾条两端点燃后,分上下两排各放3段,均匀摆放于灸箱内,固定在灸箱网上,防止艾条滚动造成的热力不均。灸箱平稳放置于施灸部位,将灸箱盖打开1cm的缝隙,使少量空气进入箱内助艾条燃烧。用滤布覆盖灸箱顶部及箱体四周,防止烟雾溢出,以灸箱顶部冒出柔和、白色雾气样烟为度。10min后,温度上升至40℃时,盖紧箱盖,艾灸25min。艾条燃烧完取下灸箱,透灸部位皮肤出现潮红、汗出、花斑。

（三）灸量标准及透灸时间

艾条灸每个穴位施灸时间在20min以上,灸箱灸时间约为40min。以患者出现热感透达、传导、潮红、汗出为度、如果患者处于疾病状态下,灸箱灸要求出现花斑。

五、透灸刺营法

透灸刺营法是指透灸治疗之后,在治疗部位局部,或者其他有明显瘀络的部位进行点刺、拔罐,将瘀血排出的治疗方法,可祛瘀通络、疏通气血,调和阴阳,扶正祛邪,从而达到治疗疾病的目的。

运用透灸刺营法需要注意以下两点:①审查形体:根据体质、体形而刺营,《素问·三部九候论》中记载:"必先度其形之肥瘦,以调其气之虚实,实则泻之,虚则补之,必先去其血脉,而后调之……"张景岳说:"适其肥瘦出其血者,谓瘦者浅之,少出血;肥者深之,多出血也。"强调刺营前,需根据患者体质形态,来决定针刺的深浅及出血量的多少。②审气血之多少:刺营必须根据十二经气血之多少,决定能否刺血及出血量的多少。《针灸大成·眼目》记载:"故出血者,宜太阳,阳明,盖此二经,血多故也,少阳一经,不宜出血,血少故也。"

（一）施术前准备

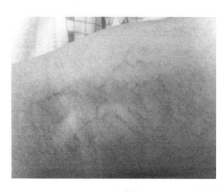

图2-1　体表血络

1. 透灸刺营的部位　根据患者不同病情,选择适当的部位及透灸工具,透灸治疗结束后行刺营法。一般当病邪瘀滞较重时,体表某些部位往往会有一些黯红色细小血络,形如小红虫状或红丝条状,呈红紫色,多集中于四肢部位或某些经穴区等(图2-1)。当体表有这些反应时,这些血络或点就是点刺的重点部位。

2. 灸材选择　应选择合适的清艾条或药艾条,检查艾条有无霉变、潮湿,包装有无破损。根据施灸部位选择合适规格的艾灸箱,如足部艾灸箱、颈部艾灸箱、膝关节艾灸箱等。准备好火柴或打火机、线香、线捻等点火工具,以及治疗盘、弯盘、镊子、灭火管等辅助用具。

3. 体位选择　选择患者舒适、医者便于操作的诊疗体位,一般选择坐位、仰卧位或者俯卧位。

4. 环境要求　环境应保持通风,避免艾烟过浓,伤害人体。应注意环境清洁卫生,避免污染。环境温度适宜,勿过寒过热。

5. 消毒　①透灸部位消毒:用含 0.5%～1% 碘伏的棉球在施术部位由中心向外做环形擦拭。②术者消毒:术者双手应用肥皂水清洗干净,再用含 75% 乙醇棉球擦拭。

（二）操作方法

1. 透灸　将 6 段 3cm 长的艾条两端点燃后,分上下两排各放 3 段,均匀摆放于灸箱内,固定在灸箱网上,防止艾条滚动造成的热力不均。灸箱平稳放置于施灸部位,将灸箱盖打开 1cm 的缝隙,使少量空气进入箱内助艾条燃烧。用 5 块 75cm×75cm 滤布覆盖灸箱顶部及箱体四周。先用一块滤布盖在顶部,其余 4 块滤布将箱体四周包严,防止烟雾溢出。以灸箱顶部冒出柔和、白色雾气样烟为度。10min 后,温度上升至 40℃时,盖紧箱盖,艾灸 20min。艾条燃烧完取下灸箱,透灸部位皮肤出现潮红、汗出、花斑。

2. 刺营　在患者体表寻找可被观察到的细小血络。一般腰部有不适者,瘀络多出现于双下肢;长期失眠者,多于背俞穴刺营放血。找到瘀络后,用 75% 酒精常规消毒。然后采用一次性采血针,于瘀络明显处点刺 2～3 下,迅速拔上火罐,待瘀血慢慢排出,时间在 3～5min,以点刺处不再出血为度,出血颜色多为深红色(图 2-2),出血量一般在 3～5ml(视频 2-5)。出血停止后,医者手戴一次性橡胶手套,一手握

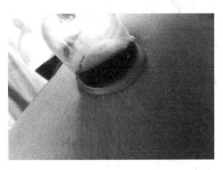

图 2-2　拔出瘀血

视频 2-5

透灸刺营法

住罐体,另一手拿消毒纱布围住罐口,将罐取下,瘀血擦拭干净。后用75%酒精再次消毒,火罐清洗干净后放消毒柜中进行消毒。行刺营法时,患者最好自备火罐,避免交叉使用。

透灸刺营法具有以下治疗作用:①祛邪解表:当外邪在表未定之时,刺营放血可起到祛邪解表的作用。如《素问·离合真邪论》说:"此邪新客,溶溶未有定处也……刺出其血,其病立已。"②泄热开窍:《灵枢·热病》中有放血泄热治疗热病、惊狂、瘕的记载,说明刺营放血法在危重急症抢救中有重要作用。③祛瘀通络:《灵枢·寿夭刚柔》"久痹不去身者",皆为经络受损、气滞血瘀之证,采用放血法治疗,能够活血化瘀、通络止痛。④消肿排脓:即直接用针刺痈肿表面,放血排脓消肿的治疗方法。如《素问·长刺节论》说:"治腐肿者刺腐上,视痈小大深浅刺,刺大者多血,小者深之。"旨在攻逐邪气,邪去则正安,临床多用于实证、热证。

第三章　　　透灸的常用穴位

第一节　头面部常用的透灸穴位

1. **地仓**　在面部,口角外侧,上直对瞳孔。属足阳明胃经穴。主要治疗口歪、流涎、眼睑眴动。操作方法:选用艾条灸,将点燃的艾条对准该点,距离皮肤 2～3cm 施以温和灸,直至出现灼烫的感觉,以皮肤潮红为度(图 3-1)。

2. **颊车**　在面颊部,下颌角前上方约 1 横指,当咀嚼时咬肌隆起,按之凹陷处。属足阳明胃经穴。主要治疗口歪,齿痛,颊肿,口噤不语。操作方法:选用艾条灸,将点燃的艾条对准该点,距离皮肤 2～3cm 施以温和灸,直至出现灼烫的感觉,以皮肤潮红为度(图 3-2)。

3. **下关**　在耳屏前,下颌骨髁状突前方,当颧弓与下颌切迹所形成的凹陷中。属足阳明胃经穴。主要治疗:①耳聋,耳鸣,聤耳,齿痛。②口噤,口眼歪斜。操作方法:选用艾条灸,将点燃的艾条对准该点,距离皮肤 2～3cm 施以温和灸,直至出现灼烫的感觉,以皮肤潮红为度(图 3-2)。

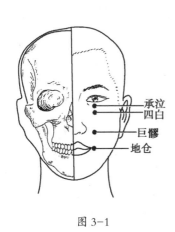

图 3-1

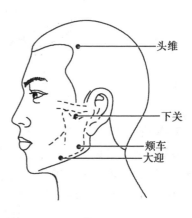

图 3-2

4. **头维**　在头侧部,当额角发际上 0.5 寸,头正中线旁 4.5 寸。属足阳明胃经穴。主要治疗头痛,目眩,目痛,流泪。操作方法:选用艾条灸,将点燃的艾条对准该点,距离皮肤 2～3cm 施以温和灸,直至出现灼烫的感觉,以皮肤潮红为度(图 3-2)。

5. 颧髎 在面部,当目外眦直下,颧骨下缘凹陷处。属手太阳小肠经穴。主要治疗口眼歪斜、眼睑瞤动、齿痛、颊肿、三叉神经痛。操作方法:选用艾条灸,将点燃的艾条对准该点,距离皮肤 2～3cm 施以温和灸,直至出现灼烫的感觉,以皮肤潮红为度(图 3-3)。

6. 听宫 在耳屏前,下颌骨髁状突的后方,张口时呈凹陷处。属手太阳小肠经穴。主要治疗:①耳鸣、耳聋、聤耳。②齿痛。操作方法:选用艾条灸,将点燃的艾条对准该点,距离皮肤 2～3cm 施以温和灸,直至出现灼烫的感觉,以皮肤潮红为度(图 3-3)。

7. 天柱 在后发际正中直上 0.5 寸,哑门穴旁开 1.3 寸,当斜方肌外侧缘凹陷中。属足太阳膀胱经穴。主要治疗:①后头痛,项强,肩背腰痛。②鼻塞。③癫狂痫,热病。操作方法:选用艾条灸,将点燃的艾条对准该点,距离皮肤 2～3cm 施以温和灸,直至出现灼烫的感觉,以皮肤潮红为度(图 3-4)。

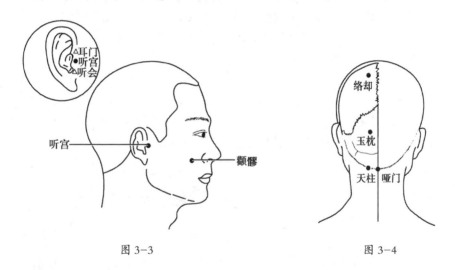

图 3-3　　　　　　　　　　　　　　　图 3-4

8. 翳风 在耳垂后方,当乳突与下颌角之间的凹陷处。属手少阳三焦经穴。主要治疗:①耳疾,如耳鸣、耳聋等。②面、口病,如口眼歪斜、牙关紧闭、齿痛、颊肿等。③瘰疬。操作方法选用艾条灸,将点燃的艾条对准该点,距离皮肤 2～3cm 施以温和灸,直至出现灼烫的感觉,以皮肤潮红为度(图 3-5)。

9. 风池 在胸锁乳突肌与斜方肌上端之间的凹陷处。属足少阳胆经穴。主要治疗内、外风邪所致的病证。①头病及神志病,如头痛、眩晕、中风、癫痫、失眠等。②五官病如耳鸣、耳聋、感冒、鼻塞、衄血、目赤肿痛、口眼歪斜等。③颈项强痛。④热病,疟疾。操作方法:选用艾条灸,将点燃的艾条对准该点,距离皮肤 2～3cm 施以温和灸,直至出现灼烫的感觉,以皮肤潮红为度(图 3-6)。

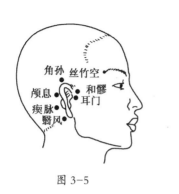

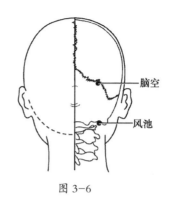

图 3-5　　　　　　　　　　　　　　图 3-6

10. 百会　在前发际正中直上 5 寸,或头部正中线与两耳尖连线的交点处。属督脉穴。主要治疗:①头病、神志病,如头痛、眩晕、失眠、健忘、痴呆、中风、癫狂痫、癔症等。②气虚下陷病证,如脱肛、泄泻、阴挺、脏器下垂等。操作方法:选用艾条灸,将点燃的艾条对准该点,距离皮肤 2～3cm 施以温和灸,直至出现灼烫的感觉,以皮肤潮红为度(图 3-7)。

11. 囟会　在前发际正中直上 2 寸。属督脉穴。主要治疗:①头痛,眩晕。②鼻渊,鼻衄。③癫痫。操作方法:选用艾条灸,将点燃的艾条对准该点,距离皮肤 2～3cm 施以温和灸,直至出现灼烫的感觉,以皮肤潮红为度(图 3-7)。

12. 神庭　在前发际正中直上 0.5 寸。属督脉穴。主要治疗:①神志病,如癫狂痫、失眠、惊悸。②头面五官病,如头痛、目眩、鼻渊、鼻衄等。操作方法:选用艾条灸,将点燃的艾条对准该点,距离皮肤 2～3cm 施以温和灸,直至出现灼烫的感觉,以皮肤潮红为度(图 3-7)。

13. 安眠　在翳风穴与风池穴连线的中点。属奇穴。主要治疗:失眠,头痛,眩晕,心悸,癫狂。操作方法:选用艾条灸,将点燃的艾条对准该点,距离皮肤 2～3cm 施以温和灸,直至出现灼烫的感觉,以皮肤潮红为度(图 3-8)。

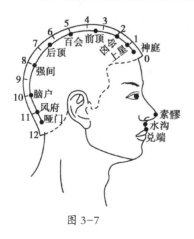

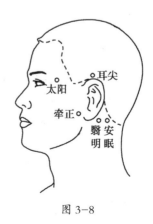

图 3-7　　　　　　　　　　　　　　图 3-8

第二节　胸腹部常用的透灸穴位

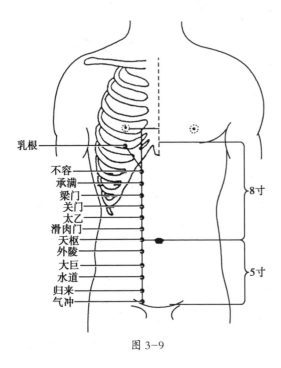

乳根

不容
承满
梁门
关门
太乙
滑肉门
天枢
外陵
大巨
水道
归来
气冲

8寸

5寸

图 3-9

1. **梁门**　在上腹部,当脐中上4寸,距前正中线旁开2寸。属足阳明胃经穴。主要治疗胃痛,呕吐,食欲不振。操作方法:选用艾箱灸;将艾箱平稳置于腹部,距离皮肤2～3cm施灸,直至出现灼烫的感觉,以皮肤潮红为度(图3-9)。

2. **天枢**　在脐中旁开2寸。属足阳明胃经穴。主要治疗:①腹胀肠鸣、绕脐痛、便秘、泄泻、痢疾。②月经不调、痛经。操作方法:选用艾箱灸;将艾箱平稳置于腹部,距离皮肤2～3cm施灸,直至出现灼烫的感觉,以皮肤潮红为度(图3-9)。

3. **水道**　在下腹部,当脐中下3寸,距前正中线旁开2寸。属足阳明胃经穴。主要治疗:①小腹胀满。②小便不利。③疝气。④痛经、不孕。操作方法:选用艾箱灸;将艾箱平稳置于腹部,距离皮肤2～3cm施灸,直至出现灼烫的感觉,以皮肤潮红为度(图3-9)。

4. **归来**　在脐中下4寸,距前正中线旁开2寸。属足阳明胃经穴。主要治疗:①腹痛,疝气。②月经不调,阴挺。操作方法:选用艾箱灸;将艾箱平稳置于腹部,距离皮肤2～3cm施灸,直至出现灼烫的感觉,以皮肤潮红为度(图3-9)。

5. **期门**　在乳头直下,第6肋间隙中,前正中线旁开4寸。属足厥阴肝经穴。主要治疗:①肝胃病,如胸胁胀痛、郁闷、呕吐、吞酸、呃逆、腹胀等。②乳痈。操作

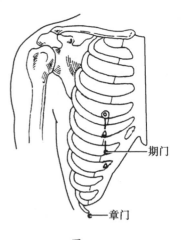

期门

章门

图 3-10

方法:选用艾箱灸;将艾箱平稳置于腹部,距离皮肤2～3cm施灸,直至出现灼烫的感觉,以皮肤潮红为度(图3-10)。

6. **中极**　在前正中线上,脐中下4寸。属任脉穴。主要治疗:①泌尿生殖系病,如遗尿、尿频、小便不利、遗精、阳痿等。②妇科病,如痛经、月经不调、崩漏、带下、阴挺、不孕等。操作方法:选用艾箱灸;将艾箱平稳置于腹部,距离皮肤2～3cm施灸,直至出现灼烫的感觉,以皮肤潮红为度(图3-11)。

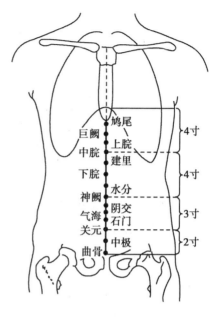

图 3-11

7. **关元**　在前正中线上,脐中下3寸。属任脉穴,主要治疗:①元气虚损病证,如中风脱证、虚劳羸瘦等。②泌尿生殖系病,如尿闭、尿频、遗尿、遗精、阳痿、早泄等。③妇科病,如月经不调、痛经、经闭、崩漏、带下、阴挺、不孕等。④少腹疼痛,疝气。⑤肠病,如腹泻、痢疾、脱肛、便血等。操作方法:选用艾箱灸;将艾箱平稳置于腹部,距离皮肤2～3cm施灸,直至出现灼烫的感觉,以皮肤潮红为度(图3-11)。

8. **气海**　在前正中线上,脐中下1.5寸。属任脉穴。主要治疗:①气虚病证,如虚劳羸瘦、中风脱证等。②肠腑病,如腹痛、腹泻、便秘等。③泌尿生殖系病,如小便不利、遗尿、遗精、阳痿等。④妇科病,如月经不调、痛经、经闭、崩漏、带下、阴挺等。操作方法:选用艾箱灸;将艾箱平稳置于腹部,距离皮肤2～3cm施灸,直至出现灼烫的感觉,以皮肤潮红为度(图3-11)。

9. **神阙**　在脐中央。属任脉穴。主要治疗:①虚脱证。②肠腑病,如脐腹痛胀、泄泻、痢疾、脱肛等。③水肿,小便不利。操作方法:选用艾箱灸;将艾箱平稳置于腹部,距离皮肤2～3cm施灸,直至出现灼烫的感觉,以皮肤潮红为度(图3-11)。

10. **中脘**　在前正中线上,脐中上4寸。属任脉穴。主要治疗:①胃病,如胃痛、腹胀、纳呆、呕吐、吞酸、呃逆等。②黄疸。③神志病,如癫狂,失眠。操作方法:选用艾箱灸;将艾箱平稳置于腹部,距离皮肤2～3cm施灸,直至出现灼烫的感觉,以皮肤潮红为度(图3-11)。

第三节　背腰部常用的透灸穴位

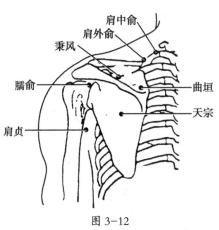

图 3-12

经穴。主要治疗肩背疼痛,颈项强急。操作方法:选用艾箱灸;将艾箱平稳置于背部,距离皮肤2～3cm施灸,直至出现灼烫的感觉,以皮肤潮红为度(图 3-12)。

3. 肩中俞　在背部,当第7颈椎棘突下,旁开2寸。属手太阳小肠经穴。主要治疗:①咳嗽、气喘。②肩背疼痛。操作方法:选用艾箱灸;将艾箱平稳置于背部,距离皮肤2～3cm施灸,直至出现灼烫的感觉,以皮肤潮红为度(图 3-12)。

4. 肺俞　在第3胸椎棘突下,旁开1.5寸。属足太阳膀胱经穴。主要治疗:①咳嗽、气喘、咯血等肺疾。②骨蒸潮热,盗汗。操作方法:选用艾箱灸;将艾箱平稳置于背部,距离皮肤2～3cm施灸,直至出现灼烫的感觉,以皮肤潮红为度(图 3-13)。

1. 天宗　在肩胛骨冈下窝中央凹陷处,平第4胸椎。属手太阳小肠经穴。主要治疗:①肩胛疼痛。②气喘。③乳痈。操作方法:选用艾箱灸;将艾箱平稳置于背部,距离皮肤2～3cm施灸,直至出现灼烫的感觉,以皮肤潮红为度(图 3-12)。

2. 肩外俞　在背部,当第1胸椎棘突下,旁开3寸。属手太阳小肠

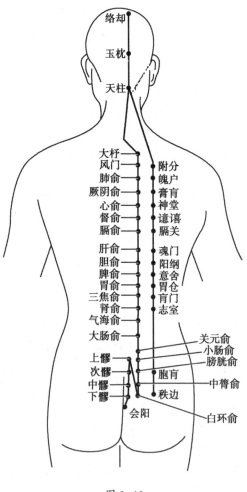

图 3-13

5. 心俞 在第5胸椎棘突下,旁开1.5寸。属足太阳膀胱经穴。主要治疗:①心痛、惊悸、失眠、健忘、癫痫等心与神志病变。②咳嗽,吐血。操作方法:选用艾箱灸;将艾箱平稳置于背部,距离皮肤2～3cm施灸,直至出现灼烫的感觉,以皮肤潮红为度(图3-13)。

6. 肝俞 在第9胸椎棘突下,旁开1.5寸。属足太阳膀胱经穴。主要治疗:①黄疸,胸胁胀痛,目疾。②癫狂痫。③脊背痛。操作方法:选用艾箱灸;将艾箱平稳置于背部,距离皮肤2～3cm施灸,直至出现灼烫的感觉,以皮肤潮红为度(图3-13)。

7. 胆俞 在第10胸椎棘突下,旁开1.5寸。属足太阳膀胱经穴。主要治疗:①黄疸、口苦、胁痛等肝胆疾患。②肺痨,潮热。操作方法:选用艾箱灸;将艾箱平稳置于背部,距离皮肤2～3cm施灸,直至出现灼烫的感觉,以皮肤潮红为度(图3-13)。

8. 脾俞 在第11胸椎棘突下,旁开1.5寸。属足太阳膀胱经穴。主要治疗:①腹胀、腹泻、呕吐、痢疾、便血等脾胃肠腑病证。②背痛。操作方法:选用艾箱灸;将艾箱平稳置于背部,距离皮肤2～3cm施灸,直至出现灼烫的感觉,以皮肤潮红为度(图3-13)。

9. 胃俞 在第12胸椎棘突下,旁开1.5寸。属足太阳膀胱经穴。主要治疗:①胃脘痛、呕吐、腹胀、肠鸣等脾胃疾患。②背痛。操作方法:选用艾箱灸;将艾箱平稳置于背部,距离皮肤2～3cm施灸,直至出现灼烫的感觉,以皮肤潮红为度(图3-13)。

10. 肾俞 在第2腰椎棘突下,旁开1.5寸。属足太阳膀胱经穴。主要治疗:①腰痛。②遗尿、遗精、阳痿、月经不调、带下等泌尿系疾患。③耳鸣,耳聋。操作方法:选用艾箱灸;将艾箱平稳置于腰部,距离皮肤2～3cm施灸,直至出现灼烫的感觉,以皮肤潮红为度(图3-13)。

11. 大肠俞 在第4腰椎棘突下,旁开1.5寸。属足太阳膀胱经穴。主要治疗:①腰腿痛。②腹胀、腹泻,便秘。操作方法:选用艾箱灸;将艾箱平稳置于腰部,距离皮肤2～3cm施灸,直至出现灼烫的感觉,以皮肤潮红为度(图3-13)。

12. 次髎 在髂后上棘与后正中线之间,适对第2骶后孔。属足太阳膀胱经穴。主要治疗:①月经不调、痛经、带下等妇科疾患。②小便不利。③遗精。④疝气。⑤腰骶痛,下肢痿痹。操作方法:选用艾箱灸;将艾箱平稳置于腰部,距离皮肤2～3cm施灸,直至出现灼烫的感觉,以皮肤潮红为度(图3-13)。

13. 秩边 在平第4骶后孔,骶正中嵴旁开3寸。属足太阳膀胱经穴。主要治疗:①腰骶痛、下肢痿痹等腰及下肢病证。②小便不利。③便秘,痔疾。操作方法:选用艾箱灸;将艾箱平稳置于腰骶部,距离皮肤2～3cm施灸,直至

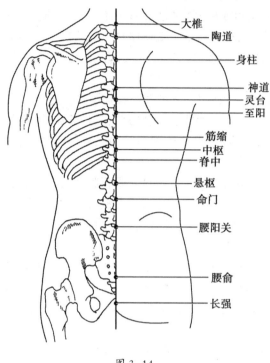

图 3-14

出现灼烫的感觉,以皮肤潮红为度(图 3-13)。

14. 膏肓　在第 4 胸椎棘突下,旁开 3 寸。属足太阳膀胱经穴。主要治疗:①咳嗽、气喘、肺痨等肺之虚损证。②肩胛痛。③健忘、盗汗、遗精等虚损诸疾。操作方法:选用艾箱灸;将艾箱平稳置于背部,距离皮肤 2～3cm 施灸,直至出现灼烫的感觉,以皮肤潮红为度(图 3-13)。

15. 腰阳关　在后正中线上,第 4 腰椎棘突下凹陷中。属督脉穴。主要治疗:①腰骶疼痛,下肢痿痹。②妇科病,如月经不调、赤白带下等。③男科病,如遗精、阳痿等。操作方法:选用艾箱灸;将艾箱平稳置于腰部,距离皮肤 2～3cm 施灸,直至出现灼烫的感觉,以皮肤潮红为度(图 3-14)。

16. 夹脊　在背腰部,当第 1 胸椎至第 5 腰椎棘突下两侧,后正中线旁开 0.5 寸,一侧 17 个穴。属经外奇穴。主要治疗:上胸部位治疗心肺部及上肢病证;下胸部的穴位治疗胃肠部病证;腰部的穴位治疗腰腹及下肢病证。操作方法:选用艾箱灸;将艾箱平稳置于腰部,距离皮肤 2～3cm 施灸,直至出现灼烫的感觉,以皮肤的潮红为度(图 3-15)。

17. 腰眼　在腰部,当第 4

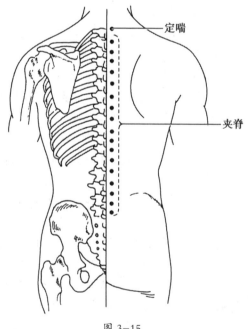

图 3-15

腰椎棘突下,旁开约 3.5 寸凹陷中。属经外奇穴。主要治疗:①腰痛。②月经不调,带下。操作方法:选用艾箱灸;将艾箱平稳置于腰部,距离皮肤 2～3cm 施灸,直至出现灼烫的感觉,以皮肤潮红为度(图 3-16)。

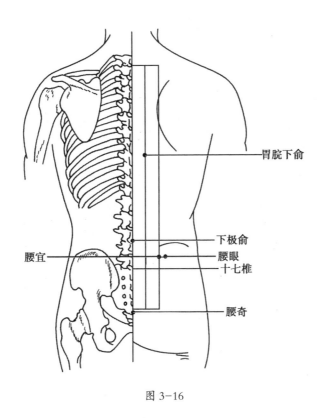

胃脘下俞

下极俞
腰宜
腰眼
十七椎
腰奇

图 3-16

第四节　上肢部常用的透灸穴位

1. **尺泽**　在肘横纹中,肱二头肌腱桡侧凹陷处。属手太阴肺经穴。主要治疗:①咳嗽,气喘,咳血,咽喉肿痛等肺系病症。②肘臂挛痛。③急性吐泻,中暑,小儿惊风。操作方法:选用艾条灸或艾箱灸,距离皮肤 2～3cm 施灸,直至出现灼烫的感觉,以皮肤潮红为度(图 3-17)。

2. **手三里**　在前臂背面桡侧,当阳溪与曲池连线上,肘横纹下 2 寸处。属手阳明大肠经穴。主要治疗:①手臂无力、上肢不遂。②腹痛,腹泻。③齿痛、颊肿。操作方法:选用艾条灸或艾箱灸,距离皮肤 2～3cm 施灸,直至出现灼烫的感觉,以皮肤潮红为度(图 3-18)。

3. **曲池**　在屈肘成直角,在肘横纹外侧端与肱骨外上髁连线中点。属

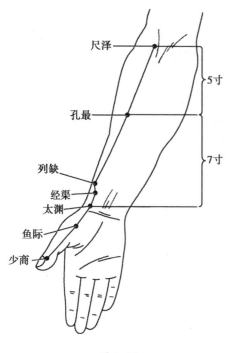

图 3-17

手阳明大肠经穴。主要治疗：①手臂痹痛、上肢不遂。②热病。③高血压。④癫狂。⑤腹痛吐泻。⑥咽喉肿痛、齿痛、目赤痛。⑦瘾疹、湿疹、瘰疬。操作方法：选用艾条灸或艾箱灸，距离皮肤 2～3cm 施灸，直至出现灼烫的感觉，以皮肤潮红为度（图 3-18）。

4. 臂臑 在曲池穴与肩髃穴连线上，曲池上 7 寸处，三角肌止点处。属手阳明大肠经穴。主要治疗：①肩臂疼痛、上肢不遂、颈项拘挛。②瘰疬。③目疾。操作方法：选用艾条灸或艾箱灸，距离皮肤 2～3cm 施灸，直至出现灼烫的感觉，以皮肤潮红为度（图 3-19）。

5. 肩髃 在肩峰端下缘，三角肌上部中央。上臂外展或向前平伸时，肩部出现两个凹陷，当肩峰前下方向凹陷处。属手阳明大肠经穴。主要治疗：①肩臂挛痛、上肢不遂。②瘾疹。操作方法：选用艾条灸或艾箱灸，距离皮肤 2～3cm 施灸，直至出现灼烫的感觉，以皮肤潮红为度（图 3-19）。

6. 少海 屈肘，当肘横纹内侧端与肱骨内上髁连线的中点处。属手少阴心经穴。主要治疗：①心痛、癔症、神志病。②肘臂挛痛。

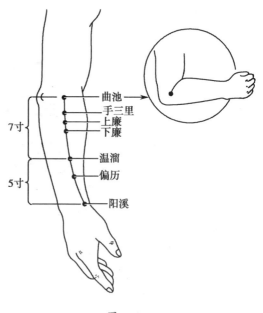

图 3-18

③头项痛,腋胁痛。④瘰疬。操作方法:选用艾条灸或艾箱灸,距离皮肤2～3cm施灸,直至出现灼烫的感觉,以皮肤潮红为度(图3-20)。

7. 肩贞 在肩关节后下方,臂内收时,腋后纹头上1寸。属手太阳小肠经穴。主要治疗:①肩臂疼痛。②瘰疬。操作方法:选用艾条灸或艾箱灸,距离皮肤2～3cm施灸,直至出现灼烫的感觉,以皮肤潮红为度(图3-12)。

8. 内关 在当曲泽与大陵的连线上,腕横纹上2寸,掌长肌腱与桡侧腕屈肌腱之间。属手厥阴心包经穴。主要治疗:①心胸病、神志病,如心痛、心悸,胸闷、胸痛、失眠、郁证、癫狂痫等。②胃病,如胃痛、呕吐、呃逆等。③肘臂挛痛瘫麻。操

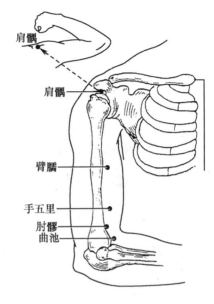

图 3-19

作方法:选用艾条灸或艾箱灸,距离皮肤2～3cm施灸,直至出现灼烫的感觉,以皮肤潮红为度(图3-21)。

9. 大陵 在腕横纹的中点处,掌长肌腱与桡侧腕屈肌腱之间。属手厥阴心包经穴。主要治疗:①心胸病、神志病,如心痛、心悸、胸胁痛、喜笑悲恐、癫狂痫等。②胃病,如胃痛、呕吐、口臭等。③手腕麻痛、腕下垂。操作方法:选用艾条灸,将

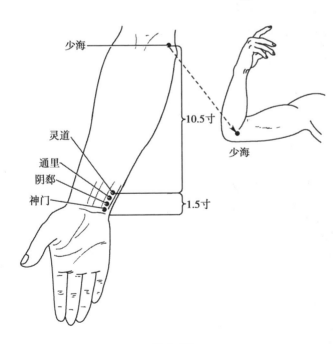

图 3-20

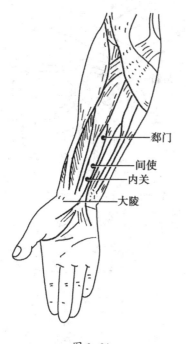

图 3-21

点燃的艾条对准该点，距离皮肤 2～3cm 施以温和灸，直至出现灼烫的感觉，以皮肤潮红为度（图 3-21）。

10. 劳宫 在手掌心，第 2、3 掌骨之间偏于第 3 掌骨，握拳屈指时中指尖处。属手厥阴心包经穴。主要治疗：①急症，如中风昏迷、中暑等。②心病、神志病，如心痛、癫狂痫等。③口疮，口臭。④鹅掌风。操作方法：选用艾条灸，将点燃的艾条对准该点，距离皮肤 2～3cm 施以温和灸，直至出现灼烫的感觉，以皮肤潮红为度（图 3-22）。

11. 阳池 在腕背横纹中，指总伸肌腱的尺侧缘凹陷处。属手少阳三焦经穴。主要治疗：①五官病，如目赤肿痛、耳聋、喉痹等。②消渴，疟疾。③腕臂痛。操作方法：选用艾条灸，将点燃的艾条对准该点，距离皮肤 2～3cm 施以温和灸，直至出现灼烫的感觉，以皮肤潮红为度（图 3-23）。

12. 支沟 在阳池穴与肘尖的连线上，腕背横纹上 3 寸，尺骨与桡骨之间。属手少阳三焦经穴。主要治疗：①便秘。②胁肋疼痛。③耳鸣，耳聋，暴喑。④手指震颤，肘臂痛。⑤瘰疬，热病。操作方法：选用艾条灸，将点燃的艾条对准该点，距离皮肤 2～3cm 施以温和灸，直至出现灼烫的感觉，以皮肤潮红为度（图 3-24）。

13. 臑会 在肘尖与肩髎穴的连线上，肩髎穴下 3 寸，三角肌的后下缘。属手少阳三焦经穴。主要治疗：①上肢痿痹。②瘰疬，瘿气。操作方法：选用艾条灸或艾箱灸，距离皮肤 2～3cm 施灸，直至出现灼烫的

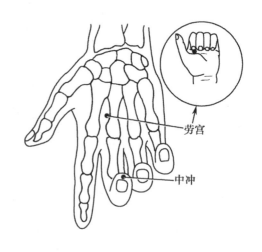

图 3-22

感觉,以皮肤潮红为度(图 3-25)。

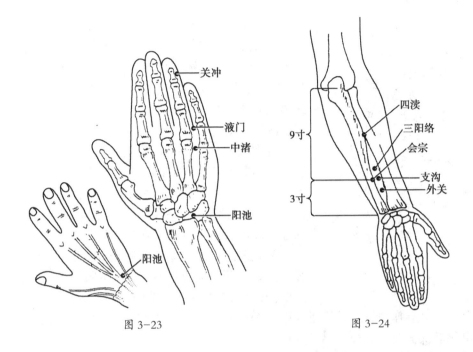

图 3-23   图 3-24

14. 肩髎 该穴属手少阳三焦经穴。定位在肩髃穴后方,当臂外展时,于肩峰后下方呈现的凹陷处。主要治疗肩臂挛痛不遂。操作方法:选用艾条灸或艾箱灸,距离皮肤 2～3cm 施灸,直至出现灼烫的感觉,以皮肤潮红为度(图 3-25)。

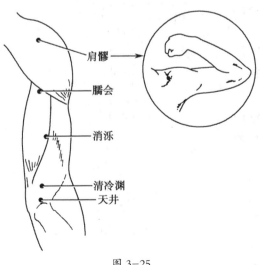

图 3-25

第五节　下肢部常用的透灸穴位

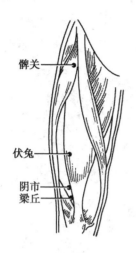

图 3-26

1. **梁丘**　屈膝,在髂前上棘与髌底外侧端的连线上,髌底外上缘上 2 寸。属足阳明胃经穴。主要治疗:①急性胃痛。②膝肿痛,下肢不遂。③乳痈。操作方法:选用艾箱灸;将艾箱平稳置于下肢,距离皮肤 2～3cm 施灸,直至出现灼烫的感觉,以皮肤潮红为度(图 3-26)。

2. **犊鼻**　屈膝,在膝部髌韧带外侧凹陷中。属足阳明胃经穴。主要治疗膝痛,下肢麻痹,屈伸不利,脚气。操作方法:选用艾箱灸;将艾箱平稳置于膝部,距离皮肤 2～3cm 施灸,直至出现灼烫的感觉,以皮肤潮红为度(图 3-27)。

3. **足三里**　在小腿前外侧,当犊鼻下 3 寸,距胫骨前缘外开一横指(中指)。属足阳明胃经穴。主要治疗:①胃痛,呕吐,噎膈,腹胀,泄泻,痢疾,便秘。②乳痈,肠痈。③下肢痹痛。④水肿。⑤癫狂。⑥脚气。⑦虚劳羸瘦。⑧强壮保健要穴。操作方法:选用艾箱灸;将艾箱平稳置于下肢,距离皮肤 2～3cm 施灸,直至出现灼烫的感觉,以皮肤潮红为度(图 3-27)。

4. **丰隆**　在小腿前外侧,当外踝尖上 8 寸,条口外,距胫骨前缘二横指(中指)。属足阳明胃经穴。主要治疗:①头痛、眩晕。②癫狂。③痰多咳嗽。④下肢痿痹。⑤腹胀、便秘。操作方法:选用艾箱灸;将艾箱平稳

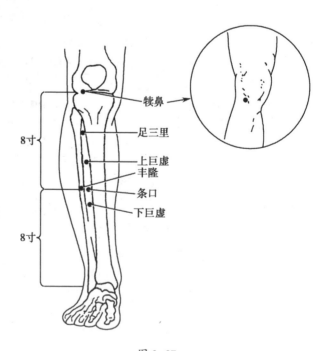

图 3-27

置于下肢,距离皮肤 2～3cm 施灸,直至出现灼烫的感觉,以皮肤潮红为度(图 3-27)。

5. 阴陵泉　在小腿内侧,当胫骨内侧踝后下方凹陷处。属足太阴脾经穴。主要治疗:①腹胀、泄泻、水肿、黄疸、小便不利或失禁。②膝痛。操作方法:选用艾箱灸;将艾箱平稳置于下肢,距离皮肤 2～3cm 施灸,直至出现灼烫的感觉,以皮肤潮红为度(图 3-28)。

6. 血海　屈膝,在大腿内侧,髌底内侧端上 2 寸,当股四头肌内侧头的隆起处。简便取穴法:患者屈膝,医者以左手掌心按于患者右膝髌骨上缘,二至五指向上伸直,拇指约成 45° 斜置,拇指尖下是穴。属足太阴脾经穴。主要治疗:①月经不调、崩漏、经闭。②瘾疹、湿疹、丹毒。操作方法:选用艾箱灸;将艾箱平稳置于下肢,距离皮肤 2～3cm 施灸,直至出现灼烫的感觉,以皮肤潮红为度(图 3-29)。

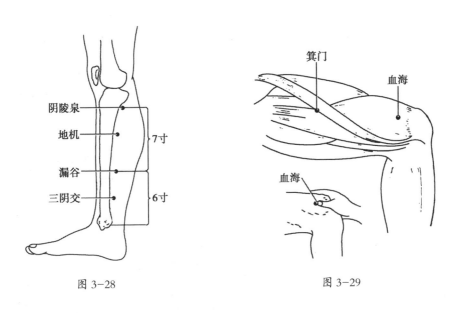

图 3-28　　　　　　　　　　　　　　图 3-29

7. 委中　在腘横纹中点,当股二头肌肌腱与半腱肌肌腱的中间。属足太阳膀胱经穴。主要治疗:①腰背痛、下肢痿痹等腰及下肢病证。②腹痛,急性吐泻。③小便不利,遗尿。④丹毒。操作方法:选用艾箱灸;将艾箱平稳置于腘窝部,距离皮肤 2～3cm 施灸,直至出现灼烫的感觉,以皮肤潮红为度(图 3-30)。

8. 承山　在小腿后面正中,委中穴与昆仑穴之间,当伸直小腿和足跟上提时腓肠肌肌腹下出现凹陷处。属足太阳膀胱经穴。主要治疗:①腰腿拘急、疼痛。②痔疾,便秘。操作方法:选用艾箱灸;将艾箱平稳置于下肢,距离皮肤

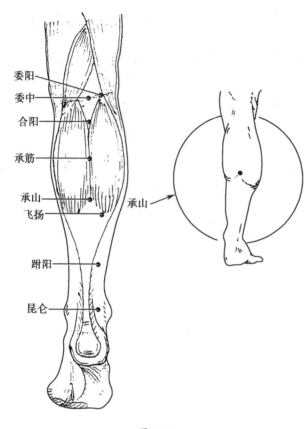

图 3-30

2～3cm 施灸，直至出现灼烫的感觉，以皮肤潮红为度（图 3-30）。

9. 昆仑　在外踝后方，当外踝尖与跟腱之间的凹陷处。属足太阳膀胱经穴。主要治疗：①后头痛，项强，腰骶疼痛，足踝肿痛。②癫痫。③滞产。操作方法：选用艾条灸，将点燃的艾条对准该点，距离皮肤 2～3cm 施以温和灸，直至出现灼烫的感觉，以皮肤潮红为度（图 3-31）。

10. 申脉　在外踝直下方凹陷中。属足太阳膀胱经穴。主要治疗：①头痛，眩晕。②癫狂痫证、失眠等神志疾患。③腰腿酸痛。操作方法：选用艾条灸，将点燃的艾条对准该点，距离皮肤 2～3cm 施以温和灸，直至出现灼烫的感觉，以皮肤潮红为度（图 3-31）。

11. 至阴　在足小趾外侧趾甲角旁 0.1 寸。属足太阳膀胱经穴。主要治疗：①胎位不正，滞产。②头痛，目痛，鼻塞，鼻衄。操作方法：选用艾条灸，将点燃的艾条对准该点，距离皮肤 2～3cm 施以温和灸，直至出现灼烫的感觉，以皮肤潮红为度（图 3-31）。

12. 涌泉　在足底部，卷足时足前部凹陷处，约当足底 2、3 趾趾缝纹端与足跟连线的前 1/3 与后 2/3 交点上。属足少阴肾经穴。

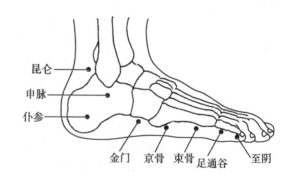

图 3-31

主要治疗:①昏厥、中暑、癫痫、小儿惊风等急症及神志病患。②头痛,头晕。③咯血,咽喉肿痛。④小便不利,便秘。⑤足心热。⑥奔豚气。操作方法:选用艾条灸,将点燃的艾条对准该点,距离皮肤2～3cm施以温和灸,直至出现灼烫的感觉,以皮肤潮红为度(图3-32)。

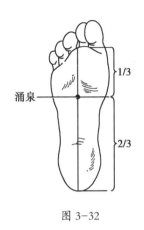

图 3-32

13. 太溪　在内踝后方,当内踝尖与跟腱之间的中点凹陷处。属足少阴肾经穴。主要治疗:①头痛、目眩、咽喉肿痛、齿痛、耳聋、耳鸣等肾虚性五官病证。②月经不调、遗精、阳痿、小便频数等泌尿生殖系疾患。③腰脊痛及下肢厥冷、内踝肿痛。④气喘、胸痛、咯血等肺部疾患。⑤消渴。⑥失眠、健忘等肾精不足证。操作方法:选用艾条灸,将点燃的艾条对准该点,距离皮肤2～3cm施以温和灸,直至出现灼烫的感觉,以皮肤潮红为度(图3-33)。

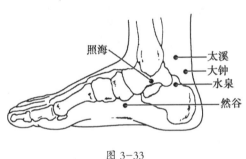

图 3-33

14. 照海　在内踝尖正下方凹陷处。属足少阴肾经穴。主要治疗:①痫证、失眠等精神、神志疾患。②咽干咽痛、目赤肿痛等五官热性病证。③小便不利,小便频数。④月经不调、痛经、赤白带下等妇科病证。⑤下肢痿痹。操作方法:选用艾条灸,将点燃的艾条对准该点,距离皮肤2～3cm施以温和灸,直至出现灼烫的感觉,以皮肤潮红为度(图3-33)。

15. 阳陵泉　在腓骨小头前下方凹陷处。属足少阳胆经穴。主要治疗:①肝胆病,如黄疸、胁痛、口苦、呕吐、吞酸等。②下肢、膝关节疾患,如膝肿痛、下肢痿痹及麻木、拘挛等。③小儿惊风。操作方法:选用艾箱灸;将艾箱平稳置于下肢,距离皮肤2～3cm施灸,直至出现灼烫的感觉,以皮肤潮红为度(图3-34)。

16. 悬钟　在外踝尖上3寸,腓骨前缘。属足少阳胆经穴。主要治疗:①下肢痿痹。②颈项强痛,胸胁满痛。③痴呆、中风。操作方法:选用艾箱灸;将艾箱平稳置于下肢,距离皮肤2～3cm施灸,直至出现灼烫的感觉,以皮肤潮红为度(图3-34)。

17. 百虫窝　屈膝,在大腿内侧,髌底内侧端上3寸,即血海穴上1寸。属奇穴。主要治疗:①虫积。②风湿痒疹,下部生疮。操作方法:选用艾箱灸;

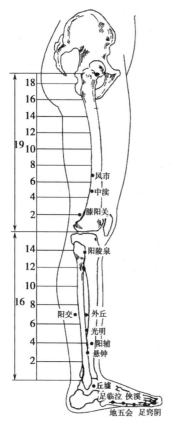

图 3-34

将艾箱平稳置于下肢,距离皮肤2～3cm施灸,直至出现灼烫的感觉,以皮肤潮红为度(图3-35)。

18. 鹤顶 在膝上部,髌底的中点上方凹陷处。属奇穴。主要治疗膝痛,腿足无力,鹤膝风,脚气。操作方法:选用艾箱灸;将艾箱平稳置于膝部,距离皮肤2～3cm施灸,直至出现灼烫的感觉,以皮肤潮红为度(图3-36)。

19. 阑尾 在小腿前侧上部,当犊鼻下5寸,胫骨前缘旁开一横指。属奇穴。主要治疗:①阑尾炎,消化不良。②下肢痿痹。操作方法:选用艾箱灸;将艾箱平稳置于下肢,距离皮肤2～3cm施灸,直至出现灼烫的感觉,以皮肤潮红为度(图3-36)。

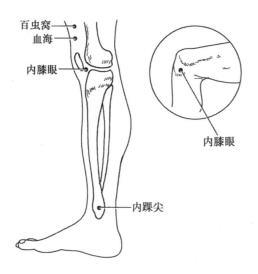

图 3-35

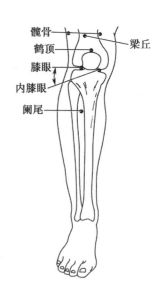

图 3-36

第四章　　透灸的临床应用

第一节　内科病症

中　风

中风是以猝然昏仆、不省人事，伴口角㖞斜、语言不利、半身不遂，或不经昏仆，仅以口㖞、半身不遂为主症的一种疾病。因其起病急骤，症见多端，变化迅速与自然界之风性善行数变特性相似而名"中风"，又因其发病突然亦称"卒中"。

中医认为，中风的发生，风、火、痰是其主因，病及心、肝、脾、肾等脏。本病形成，或因正气不足，卫外不固，外邪入中经络，气血痹阻；或因劳累过度，肝肾阴虚，肝阳鸱张，气血上逆；或因饮食不节，恣食厚味，脾虚痰热内盛，风阳夹痰上升，蒙蔽清窍；或因五志过极，暴怒伤肝，引动心火，风火相煽，气血上冲，发为中风。若风火痰瘀流窜经络，气血阻滞，则见经络失常症状；若阴阳之气逆乱，常发为闭证；若正气衰微，阴阳之气离决，可发生脱证。

本病分为2个证型。中经络：病位浅，病情轻。证见半身不遂，麻木不仁，口角㖞斜，语言不利，神志尚清，多喜善怒，舌苔黄腻，脉弦滑或缓滑。中脏腑：病位较深，病情危重，证见突然昏仆，神志迷糊，半身不遂，口㖞流涎，舌强失语。根据病因病机不同，又可分为闭证和脱证。①闭证：多因气火冲逆，血菀于上，肝风鸱张，痰浊壅盛。证见神志不清，牙关紧闭，两手握固，面赤气粗，喉中痰鸣，声如曳锯，二便不通，脉弦滑而数。②脱证：真气衰微，元阳暴脱所致。证见昏沉不醒，目合口张，鼻鼾息微，手撒肢冷，四肢逆冷，二便失禁，脉细弱或沉。如见冷汗如油，面赤如妆，脉微欲绝或浮大无根，为真阳外越之危候。

西医学认为本病系由各种原因所致的局部脑组织区域血液供应障碍，导致脑组织缺血缺氧性病变坏死，进而产生临床上对应的神经功能缺失表现。其形成的病因基础主要为动脉粥样硬化，常见因素有高血压、吸烟、腰臀比过大、饮食不当、缺乏体育锻炼、糖尿病、过量饮酒、过度精神压力及抑郁、基础心脏疾病和高脂血症等。本病发病率和死亡率均较高，常留有后遗症，是威胁人类生命的一大疾患。常见于西医学的急性脑血管病,如脑梗死、脑出血、脑栓塞、蛛网膜下腔出血等。

一、治疗方法

中风的治疗以启闭开窍,镇肝息风,理气化瘀为主。头部穴位以透灸为主,上、下四肢穴位可用针刺或艾灸。取穴主要以头部及患侧的阳明经穴为主,如百会、肩髃、合谷、环跳、足三里、解溪,口角㖞斜配地仓、颊车;闭证配水沟、十宣;脱证配关元、神阙(隔盐灸)。

(一)温针透灸法

针刺:治疗时患者取仰卧位,用直径为 0.30mm 的毫针,百会向后平刺15mm,肩髃向肩关节斜刺40mm,合谷直刺25mm,环跳穴直刺50mm,足三里直刺40mm,解溪直刺25mm,余穴常规针刺,以患者有酸麻胀痛感为度,针刺得气后用泻法或者平补平泻法。

透灸法:以艾条透灸百会穴,施灸时,患者仰卧,医者以一手的食、中二指分开百会穴处的头发(防止烧到头发),另一手拿艾条对准百会穴施灸,开始时保持适当距离,以有温热感为宜,待患者对热量耐受时再逐步移近距离,以患者不感觉发烫的距离为宜,随时询问患者热量是否合适。第一阶段(15min)时,以患者感觉头皮温热为主;第二阶段(35min)时,以患者有热感从头皮向内渗透为主,第三阶段(灸至 1h),要患者整个头部发热,或有血液的流动感。

(二)其他疗法

1. 电针法　在患侧上、下肢体各选 2 个穴位,针刺得气后接通电针仪,用疏密波中强度刺激,以肌肉微颤为度。

2. 头针法　选顶颞前斜线、顶旁 1 线及顶旁 2 线,选用 1.5～2.0 寸毫针平刺入头皮下,快速捻转 2～3min,每次留针 30min,留针期间反复捻转 2～3 次。行针后鼓励患者活动肢体。

二、临床案例

患者,女,77 岁,2013 年 10 月 5 日就诊,主诉:语言不利 10 年。现病史:患者 10 年前无明显诱因突然昏仆,小便失禁,口齿不清,后由家属送至当地医院,头颅 CT 诊断为"左侧基底节区脑出血"入院,诊断为:脑梗死。因送诊及时,康复后无明显口眼歪斜及肢体障碍,仅有反应迟钝,口齿不清。之后每年入院一次做巩固治疗,未见反复。3 个月前发现双手手指灵敏度异常,偶感头晕不适,遂来我科就诊。刻诊:患者神清,精神差,口齿不清,语言不利,神疲食少,偶见头晕,右手握力下降,腰腹部有下坠感,面色少华,舌淡苔滑,脉弦细。

　　诊断:中风(风痰瘀阻型)。

　　治则:搜风化痰,行瘀通络,开窍解语。

　　取穴:百会穴、风池穴。

操作方法:

　　患者俯卧,医者以一手的食、中二指分开百会穴处的头发,另一手拿艾条对准百会穴施灸,开始时保持适当距离,以有温热感为宜,当对热量耐受时再逐渐移近距离,以患者不觉发烫为宜。灸 15min,加大灸量,患者诉热感从头皮向内渗透,灸 35min,患者整个头部感觉发热。以同样方法透灸风池穴。每天透灸 1 次,经 1 月治疗后患者精神状态转好,语言略转清楚,头晕消失。治疗 2 个月后,精神状态佳,发音清晰有力,病情明显好转。

三、治病依据

　　古代文献记载,以四肢穴位为主,以艾灸、刺血为主。《灵枢·热病》记载:"偏枯,身偏不用而痛……巨针取之,益其不足,损其有余,乃可复也。"《普济方》云:"治风失音不语,穴合谷,各灸三壮……治口㖞斜,耳垂下麦粒大,艾灸三壮,左灸右,右灸左……治中风,气塞涎上,不语昏危者,穴百会、风池、大椎、肩井、曲池、间使、三里等七穴。"《玉龙经》:"中风半身不遂,先于无病手足针,宜补不宜泻;次针其有病手足,宜泻不宜补。合谷一、手三里二、曲池三、肩井四、环跳五、血海六、阴陵泉七、阳陵泉八、足三里九、绝骨十、昆仑十一。"《针灸大成》:"凡初中风跌倒,卒暴昏沉,痰涎壅滞,不省人事,牙关紧闭,药水不下,急以三棱针刺手十指十二井穴,当去恶血……但未中风时,一两月前或三四个月前,不时足胫上发酸重麻,良久方解,此将中风之候也。便宜急灸三里、绝骨四处,各三壮……中风,左瘫右痪,三里、阳溪、合谷、中渚、阳辅、昆仑、行间。"

　　中风包括西医学的诸多疾患,如脑梗死、脑出血、脑栓塞、蛛网膜下腔出血等。针灸对脑梗死有较明显的效果。其作用机制在于:艾灸能降低体内的总胆固醇,增加高密度脂蛋白,改善动脉硬化状况,降低血黏稠度,促进脑动脉血液循环,使脑组织的灌注量增加,有利于脑组织功能的恢复及代偿功能的建立。艾灸对心脏疾患以及高血压等疾病的治疗,有利于缓解脑动脉痉挛状态,改善脑部血循环,增加脑组织的血氧供应量,进而对脑的能量代谢产生良性的调整作用。

四、注意事项

在治疗时应嘱咐患者：①注意饮食禁忌，清淡饮食，忌辛辣刺激、生冷食物，避免饮用含酒精的饮料、咖啡、茶叶等。②避免精神紧张，情志抑郁，避免过度疲劳，避免焦虑、抑郁等异常的精神状态。③维持规律的睡眠作息习惯，避免剧烈运动，忌风寒。④注意控制三高，在有预兆时积极治疗，应在医生的指导下用药，避免滥用抗生素等药物。

眩　晕

"眩"是指眼花，轻者稍作闭目即可恢复；重者两眼昏花缭乱，视物不明。"晕"指头晕，轻者如坐舟车，飘摇不定；重者旋摇不止，难于站立，昏昏欲倒，胸中泛泛，恶心呕吐。本病以头晕目眩，泛泛欲吐，甚则昏眩欲仆为主要表现，可伴有眼球震颤、耳鸣耳聋、汗出、面色苍白等症状。

本病起因与忧郁恼怒、恣食厚味、劳伤过度和气血虚弱有关。其病性有虚实两端，属虚者居多。若情志不舒、气郁化火、风阳升动、肝阳上亢可发眩晕；或恣食肥厚，脾失健运，痰湿中阻，清阳不升而发眩晕；若劳伤过度，肾精亏损，不能上充于脑也可发眩晕；若病后体虚，气血虚弱，脑失所养亦能发生眩晕。本病分四个证型：烦躁易怒，头目胀痛，眩晕耳鸣，失眠多梦，面红目赤，口苦，舌红苔黄，脉弦，为肝阳上亢；视物旋转，头重如裹，胸闷恶心，口黏纳差，舌胖苔白腻，脉濡滑，为痰浊上蒙；头晕目眩，神倦乏力，心悸不寐，腹胀纳呆，面色淡白，舌淡苔薄白，脉细，为气血亏虚；眩晕久发不已，神倦乏力，腰膝酸软，心烦健忘，口干耳鸣，舌淡苔薄，脉沉细，为肝肾亏虚。

中老年患病率高于青壮年，特别是老年患者的发病率更高，女性多于男性。多见于颈椎病，高血压等病中，由于人们的生活和工作压力的增大，年轻人患上眩晕症的比例也在不断上升。

一、治疗方法

眩晕病位在脑，脑为髓之海，无论病因如何，其病机皆为髓海不宁，故治疗选穴以头局部腧穴为主，百会、风池、头维、太阳、悬钟。肝阳上亢型，加太冲、太溪；痰浊上蒙型，加中脘、丰隆；气血亏虚型，加气海、足三里；肝肾亏虚型，加肝俞、肾俞。

（一）温针透灸法

针刺：针刺穴位常规消毒后，选用直径为 0.30mm 的毫针，百会、头维向后平刺 15～25mm,风池、太阳、悬钟直刺 15～25mm,以局部有酸胀感为度。

透灸:针刺同时,透灸百会、风池、头维穴,操作时一手持点燃的艾条对针刺穴位进行施灸,另一手的食、中指置于针刺穴位两侧,测知患者局部受热温度,并在施灸过程中询问透灸热度情况,每个穴位 15min,每天 3 个穴位,交替施灸,头部施灸时,皮肤较厚,开始要保持适当距离以有温热感为度,待患者对热量耐受时逐步移近距离,以患者不感觉发烫为宜,患者开始可感到头皮温热、然后温热感从头皮向颅内渗透,最后整个头部温热,透灸百会时,患者可觉温热感由皮肤向组织深部渗透,风池穴透灸时,热感可沿头两侧向上传导,局部皮肤出现发红、汗出。透灸对供血不足引起的头晕有很好的治疗效果。

（二）其他疗法

1. 耳针法　取脑、神门、额、皮质下、肾上腺;肝阳上亢加肝、胆;痰浊上蒙加脾、缘中;气血亏虚加脾、胃;肾精亏虚加肝、肾。每次取一侧 3～5 穴,用王不留行籽贴压。

2. 三棱针法　眩晕剧烈时可取印堂、太阳、头维等穴,三棱针点刺出血 1～2 滴。

3. 头针法　取顶中线、枕下旁线。中等刺激,留针 20～30min。每日 1 次。

4. 穴位注射法　选穴百会、风池、四神聪。选针灸处方中 2～3 穴,注入 5% 葡萄糖液或维生素 B_1、维生素 B_{12} 注射液、当归注射液,每穴 0.5ml。

二、临床案例

患者,女,72 岁,2014 年 10 月 15 日就诊。主诉:眩晕反复发作 1 年,加重 2 个月。现病史:患者平素时常出现眩晕症状,但几天内均可自行缓解至正常。2014 年 8 月因劳累后又发眩晕,未引起足够重视,该症状持续 2 周后未见缓解反进一步加重,致恶心、呕吐,进食困难,形体日渐消瘦,虚弱无力,血压 160/70mmHg,曾服用硝苯地平、卡托普利等降压药效不显,遂至当地某医院就诊,经头颅 CT 示无异常,头颅 MRA 示:脑动脉硬化。给予静脉滴注(具体不详)、中药汤剂(具体不详)治疗未获效,遂至我科就诊。刻症见:头晕,头胀,视物旋转,如坐舟车,不能行走。气短,神疲乏力,时欲呕吐,咽干、口淡,不思饮食,寐差,小便调,大便秘,无便意。视其面色㿠白,形体消瘦,眼周有黑圈,舌质红嫩,苔水滑,脉弦细。

诊断:眩晕(气血亏虚型)。

治则:健脾益气补血,化湿祛痰。

取穴:百会、双侧风池、内关、足三里、阴陵泉。

操作方法：

①针刺：局部常规消毒，选用直径 0.30mm 毫针，平刺百会 15mm；风池向鼻尖方向斜刺 25mm；内关直刺 15mm，足三里、阴陵泉 25mm，得气后行平补平泻，每日 1 次；②头部透灸：选用一根 3 年陈艾，点燃一端，医者一手的食、中二指分开百会穴处的头发，另一手拿艾条对准百会穴施灸，开始时保持适当距离，以有温热感为度，待患者对热量耐受时再逐步移近距离，以患者不感觉发烫为宜，灸至 15min 时，患者感觉头皮温热，灸至 35min 时，患者诉热感逐步从头皮向内渗透，灸至 1h 后，患者诉整个头部发热，且有热感向其他部位传导。透灸风池时，使患者自觉温热感由皮肤向组织深部传导，风池穴出现皮肤发红汗出，每天 1 次。治疗第 3 天，眩晕症状明显缓解，睡眠好转，进食较前多，偶有恶心；治疗第 7 天，精神好转，可自行行走，但仍有飘忽感，偶有头晕，但无视物旋转，恶心、呕吐症状消失，饮食较前佳；治疗第 12 天，患者头目清爽，行走自如，无其他不适，感觉正常。

三、治病依据

古代对艾灸治疗眩晕的记载，《黄帝明堂灸经·正人形第一》载："百会……灸七壮。主脑重鼻塞，头疼目眩。"借艾灸温热的物理作用，激发经气，行气和血，温通经脉，促进头部血液循环，调整脏腑功能，使得"清升浊降"而达到治病的目的。

针灸治疗眩晕，改善了脑动脉的供血状况，缓解了脑血管痉挛，使脑缺血情况得以改善；另外针刺调节自主神经系统的功能，使自主神经功能紊乱得以改善，并通过这种作用，改善了中间产物对前庭神经的刺激，缓解了耳膜血管的痉挛，使耳蜗的供血加强，从而使眩晕得以治疗。

四、注意事项

在针灸治疗时应嘱患者：①外出时应由家人陪伴，禁止独自外出，防止意外发生。②眩晕发作时少饮水、进淡食。③长时间伏案工作学习后应适当活动颈部。④枕头高度适宜，不能垫枕过高。⑤对因精神因素导致的眩晕，治疗同时，应调节情绪，保持良好的心情。

头　痛

头痛，又称"头风"，是指以头部包括额、顶、颞及枕部疼痛为主要临床表现的病症。风邪侵袭，上犯巅顶，经络阻遏，或夹湿邪蒙蔽清窍而发头痛；亦有情志所伤，肝失疏泄，气滞不畅，郁而化火，上扰清窍而致头痛；亦有肾水不足，脑海空虚，水不涵木而致头痛；亦有禀赋虚弱，营血亏虚，不能上荣于脑而致头痛；或恣食肥甘，脾失健运，湿痰上蒙而致头痛；或外伤跌仆，气血瘀滞，脉络被阻而致头痛。

西医学认为引起头痛的病因复杂，其发生多与感染、脑血管、精神、遗传等因素具有相关性。疼痛的性质多为昏痛、隐痛、胀痛、跳痛、刺痛或头痛如裂，常见于青年、中年和老年，一般分为原发性和继发性头痛两种。常见于西医学的紧张性头痛、血管神经性头痛以及脑膜炎、高血压、脑动脉硬化、头颅外伤、脑震荡后遗症以及眼、耳、鼻等疾病。头痛一般无特殊意义，可自行缓解或治疗后缓解，部分呈反复或持续发作，不同程度影响患者工作、生活。

中医认为头痛可分为外感与内伤两种。其中外感头痛包括风寒头痛、风热头痛、风湿头痛，内伤头痛可见于肝阳上亢、肝肾阴虚、气血亏虚、痰浊上蒙、瘀血阻络等。外感头痛，一般发病较急，头痛连及项背。外感风寒，证见头痛，恶风畏寒，口不渴，苔薄白，脉浮紧。外感风热，证见头痛而胀，发热，口渴欲饮，便秘溲黄，苔黄，脉浮数。外感风湿，证见头痛如裹，痛有定处，肢体困倦，苔白腻，脉滑。内伤头痛，一般发病较缓。肝阳上亢，证见头痛而胀，或抽掣而痛，痛时常有烘热，面红目赤，耳鸣如蝉，心烦口渴，舌红，苔薄黄，脉滑。痰浊上蒙证见头痛胀重，或兼目眩，胸闷脘胀，恶心食少，痰多，苔白腻，脉弦。瘀阻脑络证见头痛反复，经久不愈，痛处固定，痛如锥刺，舌紫黯，或有瘀斑，苔薄白，脉细弦或细涩。气血亏虚证见头痛绵绵，两目畏光，午后更甚，神疲乏力，面色㿠白，心悸寐少，舌淡，苔白，脉弱。肝肾阴虚证见头痛眩晕，时轻时重，视物模糊，五心烦热，口干，腰酸腿软，舌红少苔，脉细弦。

一、治疗方法

头痛的治疗以疏通经络、调和气血为主。寒凝血瘀型头痛重在疏散风寒、祛瘀止痛，选用透灸刺营法；肝阳上亢型头痛重在通经活络，疏肝止痛，选用透灸温针法；瘀阻脑络型头痛重在活血通络，祛风逐瘀止痛，选用透灸刺营。选穴以局部阿是穴、百会、风池为主，外感风邪加风门，风寒加灸大椎，风热针泻曲池，风湿针泻阴陵泉，宣散风邪、清利头目；痰浊上扰加丰隆化痰降浊，通络止痛;瘀阻脑络加膈俞行气活血,化瘀止痛;气血不足加气海、关元益气养血,补虚止痛;肝阳上亢加太冲、太溪;肝肾阴虚可加肝俞、肾俞;前额痛加印堂、内庭;偏头痛加外关、足临泣;后枕痛加天柱;巅顶痛加涌泉。

（一）透灸刺营法

1. **针刺**　用消毒棉球蘸75％酒精局部消毒,选用直径为0.30mm的毫针,百会、囟会、玉枕从前向后平刺各20mm,风池向鼻尖方向斜刺30mm,风府向下颌方向缓慢刺入25mm,合谷直刺25mm。

2. **透灸**　施灸时,将艾条一端点燃,距施灸皮肤约2cm(尽可能靠近皮肤),施灸过程中,术者可将手指置于施灸部位两侧,测知患者局部受到热的程度,以随时调节施灸距离,每次灸3穴,以皮肤潮红、出现灼痛为度,时间30～50min。

3. **刺营**　透灸结束后,找寻头部痛点,常规消毒,用三棱针点刺痛点出血后使用电动拔罐器吸拔5min,令出血2～3ml,血呈黯红色。

（二）其他疗法

1. **电针法**　取合谷、风池、太阳、阿是穴等,用连续波中等强度刺激。适用于气滞血瘀型或顽固性头痛。

2. **皮肤针法**　皮肤针重叩印堂、太阳、阿是穴,每次5～10min,直至出血。适用于风寒湿邪侵袭或肝阳上亢型。

3. **耳针法**　取枕、颞、额、皮质下、结节、神门。每次选2～3穴,毫针强刺激,留针时间视头痛缓解情况而定;也可用王不留行籽贴压;顽固性头痛还可取耳背静脉刺血。

4. **穴位注射法**　根据中医证型,分别选用柴胡注射液、当归注射液、丹参注射液、川芎注射液、维生素B_1或维生素B_{12}注射液,常规取2～3穴,每穴0.5ml。

二、临床案例

案1. 患者,王某,男,30岁,司机,2011年7月3日来诊。主诉:头痛伴左侧颈肩部不适3年,加重半月。现病史:3年前患者头部外伤治愈后偶见头痛及左侧颈肩部疼痛不适,遂到某医院就诊,诊断为头痛。经推拿、牵引等物理治疗,症状减轻,此后每因受风寒病情加重,缠绵不愈。近半月来头痛症状加重,遂来我科就诊,刻诊:患者全头沉闷胀痛,以枕部及巅顶部为著,偶有头晕,遇风寒头痛症状加重,颈项强,纳可,夜寐安,二便调,舌质紫黯,苔薄白,有轻微齿痕,脉弦细。查体:枕部及巅顶部皮肤触痛明显,左侧枕部有一长约5cm的刀疤。

诊断:头痛(瘀阻脑络型)。

治则:活血通络,祛风逐瘀止痛。

取穴:百会、囟会、玉枕、风池、风府、合谷。

操作方法:

透灸刺营法。用消毒棉球蘸75%酒精局部消毒,选用28号毫针,平刺百会0.5寸,囟会、玉枕平刺0.5寸,风池向鼻尖方向斜刺0.8寸,风府向下颌方向缓慢刺入0.5寸,合谷直刺0.5寸。百会、囟会、风池施温和透灸,以有温热感为宜,待患者对热量耐受时,再逐步移近距离,灸至患者自觉温热感向内传导,透灸全头温热、汗出。透灸结束以后,采用电动拔罐器,将罐拔于头部疼痛处,留罐10min。起罐后,见到紫红色罐斑,治疗2次后,患者自述头痛症状明显减轻。复诊,患者自述头部胀痛明显减轻,头痛发作次数减少。发作时局限于枕部,偶尔疼痛牵及颈项部,头晕症状消失。上法共施治5次,诸症悉除。6个月后随访,未复发。

案2.患者,女,34岁,2014年10月9日就诊,主诉:发作性头痛2年余。现病史:2年前因寒冷天气外出骑车受风,致全头痛,主要以右侧颞部为著,呈搏动性疼痛,且发作时间固定为每周二。不发时如常人,发作时则头痛欲裂,右侧颞部痛甚,且有拘急收紧感,常持续1~2天,伴头脑昏聩,心烦恶心,严重时可伴有呕吐,日常工作和生活受到严重影响。曾至某医院就诊,经头颅CT、头颅彩色多普勒检查均提示无异常改变,诊断为头痛。服用西药头痛宁,开始可缓解疼痛,但服用一段时间后效差。遂至我科就诊。刻诊:精神尚可,意识清晰,右侧颞部可触及痛点,夜寐欠佳,纳食尚可,大、小便调,舌淡红,苔薄黄,脉弦数。

诊断:头痛(肝经郁热)。

治则:通经活络,疏肝解热。

取穴:右颞侧局部阿是穴、百会、头维、内关、太冲。

操作方法:

温针透灸法。患者取仰卧位,常规消毒,选用28号毫针,平刺右颞部阿是穴、百会、头维各0.5寸,直刺内关、太冲0.5寸;继以艾条灸透灸头部,将一端点燃,距头部施灸皮肤3cm的距离,可将手指置于施灸部位两侧测知患者局部的受热程度,以随时调节施灸距离且询问患者热量有无从头皮向内渗透。灸右侧头痛部位为主,灸至15min时,患者感觉头皮温热,灸至 35min 时,患者诉热感逐步从头皮向内渗透,灸至 1h 后,患者诉整个头部发热,微汗出,且热感向其他部位传导扩散。透灸百会、头维穴时,温热感可向内渗透,甚至传导至双目。治疗 1 周后,头痛发作时间从周二延至周四,且痛势较前减轻,遂于发作时艾灸时间增加,灸至 1.5h;又治疗 2 周,期间发作一次,时间不再固定,疼痛部位由右侧颞部转移至左侧,遂治疗时加针、灸左颞侧局部痛点,保持 1 周;继续治疗 2 周,疼痛部位由左侧颞部转移至前额眉棱骨处,遂加灸此痛处。2 周后,诸症消失,夜寐安,临床痊愈。

案3. 患者,女,36 岁,2015 年 1 月 19 日就诊,主诉:右侧枕后区疼痛 1 周。现病史:10 余天前感冒发热至 39.1℃,于河南中医药大学第三附属医院输液(头孢类药物),每天 1 次,共治疗 5 天后热退。翌日于家中休息时,无明显诱因出现右侧后枕区疼痛,痛如针扎并伴有紧箍、麻木感,且痛无定时,发作时疼痛难忍。经该院脑病科医生诊断为发热后枕大神经痛,服用 4 剂中药后症状改善不明显,遂来我门诊寻求针灸治疗。刻诊:右侧后枕区疼痛,可触及痛点,按之痛如针刺,伴有拘急收紧感;舌质红、苔薄,脉弦紧。

诊断:头痛(寒凝血瘀型)。

治则:疏散风寒、祛瘀止痛。

取穴:百会、风池、头皮针(顶颞后斜线、枕下旁线)、局部痛点。

操作方法:

透灸刺营法。针刺:局部常规消毒,选用直径 0.35mm 毫针,向前发际正中方向平刺百会 15mm;向鼻尖方向直刺风池 25mm;向曲鬓穴方向沿皮刺顶颞后斜线下 2/5 处 15mm;向下沿皮刺枕下旁线 15mm;平刺局部阿是穴 15mm,得气后行提插捻转平补平泻法,留针 30min,每天 1 次。继以艾条透灸:将艾条一端点燃,医者以一手的食、中二指分别置于头部针刺部位两端,尽量露出头皮,以测知患者局部受热程度,另一手拿艾条对该部位进行施灸,且保持适当的距离,以患者自觉头部热感有放射传导时为宜。重点灸枕后部疼痛区,并询问患者热量是否向深层渗透;灸至 15min 时,患者自觉头皮有温热感;灸至 30min 时,患者诉温热感升高至可耐受的灼热感,且从头皮向颅内渗透;灸至 45min 后,患者诉全头温热且微汗出,并伴有热感向其他部位传导,自觉有如释负重感。透灸结束后,找寻头部痛点,常规消毒,用三棱针点刺痛点出血后使用电动拔罐器吸拔5min,令出血2～3ml,血呈黯红色。起罐后患者立即觉头部轻松舒畅,触之无痛点,紧箍感消失。1周后随访,未复发,临床痊愈。

三、治病依据

古代文献记载风府、率谷、丝竹空等穴位可用于治疗头痛。《素问》记载:"风从外入,令人振寒,汗出头痛,身重恶寒,治在风府";《玉龙歌》:"偏正头风痛难医,丝竹金针亦可施,沿皮向后透率谷,一针两穴世间稀";《神灸经纶》:"偏正头痛,脑空、风池、列缺、太渊、合谷、解溪,均灸";《针灸大全》:"偏正头痛及两额角痛,取后溪、头临泣、丝竹空、太阳、列缺、合谷";《百症赋》:"强间、丰隆之际,头痛难禁"。

头痛包括西医学的诸多疾患,如紧张性头痛、血管神经性头痛以及脑膜炎、高血压、脑动脉硬化、头颅外伤、脑震荡后遗症以及眼、耳、鼻等疾病。针灸对血管神经性头痛、高血压性头痛有较明显的效果。其主要作用机制是针灸能够改善脑血管功能,可在急性期显著性降低血浆内皮素(ET-1),而在缓解期显著性升高一氧化氮(NO)的水平,同时调节血浆神经降压素与心钠素的合成与释放,从而改善脑血管平滑肌的舒张和收缩功能,有效调整其血管内皮细胞的功能状态,降低发作期颅动脉血流速度,使颅内血流趋于正常;其次针灸能够增强血浆纤溶系统的活动,改善血液的浓、黏、聚、凝状态和血流变学的多项指标;针灸仍然能够调节在头痛中具有重要作用的5-羟色胺(5-HT)的水平,其能够使血小板内的5-HT水平下降,血浆中的明显上升,有助于调整血管状态;同时针灸疗效亦可能与血小板激活因子等物质、交感神经功能、血清镁的含量变化等有关。

四、注意事项

在治疗时应嘱咐患者:①消除或减少促发因素,避免过度疲劳、强光、噪音、刺激性气味等,避免焦虑、抑郁等异常的精神状态。②注意饮食的宜忌,口味饮食应清淡,避免食用含酪氨的食物、干酪、动物内脏、巧克力等;忌辛辣刺激、生冷的食物;避免饮含酒精的饮料、咖啡、茶叶,吸烟等;避免剧烈运动;禁食火腿、保存过久的野味等食物。③日常生活注意有规律,并维持规律的睡眠作息习惯,减少压力。④应在医生的指导下用药,避免滥用镇静止痛药等。

面　瘫

　　面瘫是以口、眼向一侧㖞斜为主要表现的病证，又称为口眼㖞斜。本病相当于西医学的周围性面神经麻痹，最常见于贝尔麻痹。

　　中医学认为本病多由机体正气不足，脉络空虚，卫外不固，风邪乘虚而入中经络，导致气血痹阻，面部少阳脉络、阳明经筋失于濡养，以致肌肉缓纵不收而发。以口眼㖞斜为主要特点。常在睡眠醒来时发现一侧面部肌肉板滞、麻木、瘫痪，额纹消失，眼裂变大，露睛流泪，鼻唇沟变浅，口角下垂歪向健侧，病侧不能皱眉、蹙额、闭目、露齿、鼓颊；部分患者初起时有耳后疼痛，还可出现患侧舌前 2/3 味觉减退或消失，听觉过敏等症。病程迁延日久，可因瘫痪肌肉出现挛缩，口角反牵向患侧，甚则出现面肌痉挛，形成"倒错"现象。

　　本病分为三个证型：面部有受凉史，舌淡、苔薄白，脉浮紧，为风寒证；多继发于感冒发热，兼见舌红、苔薄黄，脉浮数，为风热证；多见于恢复期或病程较长的患者，兼见肢体困倦无力，面色淡白，头晕等症为气血不足。本病可发生于任何年龄，多见于冬季和夏季。发病急速，以一侧面部发病为多。

一、治疗方法

　　以活血通络、疏调经筋为治疗原则。急性期初感病邪多采用针刺、透灸法；恢复期、面瘫后遗症期，可采用刺营法。取穴以面部腧穴为主，即阳白、颊车、地仓、翳风，远端可配合对侧合谷。风寒证加风池祛风散寒；风热证加曲池疏风泻热；气血不足证，加气海、足三里补气养血；抬眉困难加鱼腰；人中沟㖞斜加水沟；颏唇沟㖞斜加承浆。

（一）针刺

　　针刺穴位常规消毒后，选用直径为 0.30mm 的毫针，阳白直刺 0.3～0.5 寸，翳风、颊车、合谷直刺 0.5 寸，地仓向颊车方向透刺 1 寸，以局部有酸胀感，得气为度。

（二）透灸

　　针刺同时配合透灸法，施灸时，一手持点燃的艾条，与皮肤保持一定距离，对针刺穴位进行透灸，另手的食、中二指分别置于针刺穴位两端，测知患者局部受热温度，施灸过程中询问热量是否合适，每个穴位灸 15min，以耳后、耳前穴位为主，施灸结束，将针取出，灸后局部皮肤可潮红、汗出，主要用于急性期的治疗。

（三）刺营

　　用于顽固性面瘫，久治不愈的面瘫。针刺、透灸结束后，在同侧耳后相当于翳风穴部位用采血针点刺,之后拔上抽气罐,点刺部位不出血后将罐去掉。

（四）其他疗法

1. 皮肤针法　叩刺阳白、颧髎、地仓、颊车,以局部潮红为度。每天 2 次,适用于恢复期。

2. 电针法　取太阳、阳白、地仓、颊车,接通电针仪,以断续波刺激 30min,强度以患者面部肌肉微见跳动而能耐受为度。适用于面瘫恢复期治疗。

3. 穴位贴敷法　选太阳、阳白、颧髎、地仓、颊车。将马钱子锉成粉末0.3～0.6g,撒于胶布上,然后贴于穴位处,5～7 天换药 1 次;或用蓖麻仁捣烂加麝香少许,取绿豆粒大一团,贴敷穴位上,每隔 3～5 日更换 1 次;或用白附子研细末,加冰片少许做面饼,贴敷穴位,每天 1 次。

二、临床案例

案 1. 患者,女,22 岁,2015 年 8 月 13 日就诊。主诉:左侧面部麻痹 3 天。病史:3 天前患者因感受风寒致面部麻痹,遂至我科就诊。刻诊见:患者左侧面部麻痹,嘴角向右侧偏歪,鼻唇沟变浅,眼睛不能闭合,左侧额纹消失,舌淡苔白,脉紧。

诊断:面瘫(风寒阻络型)。

治则:疏风散寒,温经通络。

取穴:攒竹、太阳、阳白、丝竹空、迎香、颧髎、地仓、颊车、翳风、风池、合谷。

操作方法:

　　先用消毒棉球蘸 75% 酒精局部消毒,选用 28 号毫针,直刺太阳、阳白、颧髎、颊车、翳风 0.5 寸,风池向鼻方向斜刺 1.2 寸,攒竹、丝竹空对刺 0.8 寸,迎香向鼻根部平刺 1 寸,地仓向颊车方向透刺 1.2 寸,合谷直刺 0.8 寸。然后用艾条透灸针刺穴位,要求一手持点燃的艾条对针刺穴位施灸,另一手的食、中指分别置于针刺穴位两侧,测知患者局部受热程度,并在施灸过程中询问受热温度,每个穴位 15min,每天 3 个穴位,施灸结束后,将针取出。上述方法治疗 1 天后,患者自觉面部肌肉紧张度减小;治疗 5 天后,患者症状改善,出现额纹,鼻唇沟加深,嘴角偏歪减轻,效果良好。同法治疗 2 周,诸证皆除,疾病痊愈。

案 2. 患者,张某,男,32 岁,2015 年 4 月 9 日就诊,主诉:右侧面肌麻痹 2年。现病史:患者 2 年前无明显诱因,早晨起床后出现右侧面部麻痹,右侧眼睑不能闭合,口角向左歪斜,遂于某医院就诊,诊断为"面神经麻痹",给予西药(具体不详)治疗 7 天,效果不佳,后到某省中医院口服汤药治疗 1 个月,症状缓解,遗留面部僵硬,抬眉无力,口㖞,其后患者在家自行局部按摩以减轻不适感,为求进一步治疗,至我科就诊。刻诊见:患者右侧面部麻痹,面部皮肤触之僵硬无弹性,抬眉无力,口角向左歪斜,面色淡白,舌紫黯,脉沉细。

　　诊断:面瘫(气血不足)。

　　治则:温经活血,通络舒筋。

　　取穴:攒竹、太阳、阳白、丝竹空、颧髎、翳风、合谷、地仓、足三里。

操作方法:

　　针刺穴位常规消毒后,选用直径为 0.30mm 的毫针,直刺太阳、颧髎、翳风、合谷进针 0.6 寸,丝竹空、阳白、攒竹向鱼腰方向平刺 0.5 寸,足三里直刺 1.2 寸,同时用艾条透灸上述穴位,以患者能耐受且不灼伤皮肤为度,每个穴位灸 15min,每次 3 个穴位,5 天为 1 个疗程。2 次治疗后复诊,患者自觉面部僵硬感减轻,额纹变深。治疗后在面部进行走罐,2 个疗程后复诊,患者面部肌肉紧张度基本正常,抬眉时额部肌肉力量明显增强,鼓气时并保持一段时间,口角向左侧稍偏歪,此法继续治疗,4 个疗程痊愈。

三、治病依据

　　古代艾灸治疗面瘫的文献很多,晋·葛洪《肘后备急方·治卒中风诸急方》记载:"若口㖞僻者,灸口吻、口横纹间,觉火热便去艾,即愈。勿尽艾,尽艾则太过。若口左僻,灸右吻;右僻,灸左吻,又灸手中指节上一丸,㖞右灸左也。"《针灸大成》曰:"中风口眼㖞斜,听会、颊车、地仓;凡㖞向左者,宜灸右;向右者,宜灸左,各㖞陷中二七壮,艾炷如麦粒大,频频灸之,取尽风气,口眼正为度。"艾灸有较好的温经散寒通络效果。

　　西医学认为面神经麻痹是局部受风或寒冷刺激,引起面神经管及其周围组织的炎症、缺血、水肿,或自主神经功能紊乱,局部血管痉挛,导致组织水肿,使面神经受压而出现炎性变化。针灸可改善自主神经功能,使患侧局部血管舒张,患侧血液循环得以改善,有利于炎性水肿的吸收,从而减轻对面神经的压迫,使神经功能恢复正常。针刺改善局部血液循环状况,促进了病变神经的修复或再生,使原来失去神经支配的面肌得以恢复功能。还有研究指出针灸可激活脑干网状结构,提高面神经高级中枢的兴奋性,进而促进面神经麻痹的恢复。

四、注意事项

在治疗时应嘱咐患者:①避免感受风寒,适当做热敷。②恢复期可自行按摩及功能锻炼,以提高疗效。③面瘫患者眼睑闭合不全,既影响睡眠又可引起眼部细菌感染,在睡觉时,可涂抹适量的眼药水,或者用无菌眼罩盖住以保护好眼睛,防止感染。④饮食清淡、营养合理,避免食用刺激辛辣性的食物,可以经常嚼嚼口香糖锻炼脸部肌肉。⑤保持心情舒畅,调节工作压力,按时休息,避免烦躁、自卑等不利情绪发生。

失 眠

失眠是以经常不能获得正常睡眠为特征的一类病症,中医称"不寐",主要表现为睡眠时间不足和(或)深度的不够以及不能消除疲劳,恢复体力与精力。西医学认为失眠多见于神经官能症、更年期综合征、神经衰弱等。国内研究资料显示严重失眠症的发病率为9.38%,65岁以上的老年人中超过50%的人存在睡眠问题。随着社会竞争加剧,人们工作、生活、学习等各方面的节律加快,失眠的发病率有逐年上升趋势。

中医认为本病多因思虑忧愁,操劳太过,损伤心脾,气血虚弱,心神失养;或因房劳伤肾,肾阴亏耗,阴虚火旺,心肾不交;或因饮食所伤,脾胃不和,湿盛生痰,蕴积化热,痰热上扰心神,或抑郁恼怒,肝火上扰而致心神不宁。不寐症情轻重不一,轻者入眠困难或睡不深沉,时寐时醒,醒后不能再寐;严重者可整夜不能入寐,白天精神萎靡不振,头昏脑涨,神疲乏力,记忆力减退。

本病分5个证型:多梦易醒,伴心悸、健忘、头晕目眩、神疲乏力、面色少华、舌淡、苔白、脉细弱,为心脾两虚;心悸胆怯,善惊多恐,夜寐多梦易惊,舌淡、苔薄、脉弦细,为心胆气虚;心烦不寐,或时寐时醒,手足心热,头晕耳鸣,心悸、健忘、颧红潮热,口干少津,舌红、苔少,脉细数,为阴虚火旺;心烦不能入睡,烦躁易怒,胸闷胁痛,头痛眩晕,面红目赤,口苦,便秘尿黄,舌红、苔黄,脉弦数,为肝郁化火;睡眠不安,心烦懊恼,胸闷脘痞,口苦痰多,头晕目眩,舌红、苔黄腻,脉滑数,为痰热内扰。

一、治疗方法

根据患者病程长短及病情的轻重,分期治疗。病程短,病情较轻者属卫气失调,脑神失养,选百会、四神聪及神门、内关、申脉、照海等穴,用针刺法;病程长,病情较重,患病 2 年以上者,多有脏腑功能失调,选背俞穴用透灸温针法;顽固性失眠,久治不愈者多病久入络,采用透灸刺营法祛瘀通络,平衡阴阳。

（一）调卫健脑法

取穴:百会、四神聪、神门、内关、申脉、照海、三阴交。

操作:75% 酒精棉球常规消毒针刺穴位,百会、四神聪平刺 0.3～0.5 寸,神门、内关、申脉、照海直刺 0.5～0.8 寸,三阴交选用直径 0.30mm 毫针直刺 1～1.2 寸,使局部有酸胀感,采用平补平泻手法。

（二）温针透灸法

取穴:心俞、肝俞、脾俞、神道、膈俞。

操作:心俞、肝俞选用直径 0.25mm 毫针斜刺 0.5～0.8 寸,脾俞、肾俞选用 0.30mm 毫针直刺 1～1.2 寸。然后将艾灸箱放于背部,灸箱盖留出约 1cm 的缝隙,使空气进入助燃;艾灸箱上加盖 4 层滤烟布;待艾条燃尽,将艾灸箱取下,针取出。

在施灸时,要求灸的时间为 40～50min。在施灸的过程中,局部可出现肌肉的跳动、瞤动,或局部有舒适感、热胀感、痒感,甚至全身汗出等。灸后局部出现均匀的潮红、汗出或花斑。

（三）刺营祛瘀法

取穴:心俞、厥阴俞、肝俞、脾俞。

操作:透灸温针治疗结束后,穴位消毒,用一次性采血针于上述背俞穴处快速点刺 3～5 下,然后在点刺部位拔上火罐,留罐 10min,待出血停止,取罐,每周治疗 1 次。

（四）其他疗法

1. **耳穴疗法**　取神门、心、脾、肾、皮质下,每次选 3～5 穴,用胶布粘王不留行籽按压刺激,以耳部发红发热为度,每穴每次按 2～3min,每天按 2 次,睡前 1h 按压。

2. **拔罐法**　采用玻璃罐于背部五脏背俞处进行拔罐,留罐 10min,每日 1 次。

3. **皮内针法**　取安眠 1、安眠 2。消毒揿钉型皮内针,用镊子夹住针圈,将针尖对准穴位、针圈稍微旋转向下压入穴位、外用小方形胶布固定,埋针 1～2 日后取出。

二、临床案例

案 1. 患者,男,50 岁,于 2015 年 4 月 23 日来诊,主诉:入睡难 1 年。病史:患者 1 年前因家庭因素等压力过大后,出现入睡困难,胆怯易惊,甚至彻夜难以入睡,到某医院就诊,头颅 CT 示正常,诊断为"抑郁症",经多方治疗未见明显疗效,遂来我科就诊,刻诊:患者彻夜难以入睡,胆怯易惊,倦怠乏力,舌质淡,脉弦细,平素靠安定片(地西泮 1 片,每天睡觉前 1 次)维持睡眠。

诊断:失眠(心虚胆怯)。

治则:调卫健脑安神。

取穴:百会、四神聪、神门、内关、足三里、三阴交、申脉、照海、太冲。

操作方法:

　　针刺穴位常规消毒后,选用直径为 0.30mm 毫针,百会、四神聪向后平刺 0.3 寸,神门、内关、申脉、照海、太冲直刺 0.5 寸,阳陵泉、阴陵泉、三阴交直刺 1.2 寸,留针 30min,15min 行针一次,5 天为 1 个疗程。第 3 天复诊,患者入睡困难症状时有改善,有时可以睡 5h,白天头部昏沉症状缓解,精神较以前有好转,1 个疗程后复诊,患者诉入睡困难症状减轻,头部昏沉感好转,每天可以维持 5h 的睡眠,白天精神可,逐渐减少安定的服用量。第 2 个疗程后复诊,患者入睡可,易惊症状改善,头部昏沉症状好转,近 2 日没有服用安定,可以入睡,3 个疗程后复诊,患者已停用安定片,夜间睡眠可,患者精神状态良好,诸症皆除。

　　案 2. 李某,女,45 岁。于 2015 年 5 月 7 日就诊。主诉:睡眠浅 2 月余。患者 2 月前,因家庭原因,心情不舒,情绪不佳,致睡眠浅,易惊醒,醒后难以入睡。遂至我科就诊。刻诊:患者情绪不佳,易急躁,睡眠浅,易醒,大便黏腻,舌红苔厚微黄,脉弦细。

诊断:失眠(湿热郁阻)。

治则:疏肝理气,健脾化湿。

取穴:百会、四神聪、内关、曲池、血海、三阴交、太冲、申脉、照海。

操作方法:

　　百会、四神聪平刺 0.3 寸,内关、申脉、照海、太冲直刺 0.5～0.8 寸,足三里、阴陵泉、三阴交直刺 1～1.2 寸,平补平泻,留针 30min。治疗 3 次后,患者自觉睡眠质量提高,睡眠时间稍延长;治疗 7 次后,患者大便正常,情绪缓解,睡眠时间延长,入睡不易惊醒,醒后可再次入睡;治疗 10 次以后患者睡眠时间达 6h,夜间醒 1 次,醒后能继续入睡到天明,按此法又巩固治疗 1 疗程,诸症皆除,睡眠恢复正常。

　　案3. 患者,男,张某,50岁,于2015年9月24日来诊,主诉:失眠20余年。病史:患者军人出身,20年前因压力过大等因素,出现入睡困难,甚至彻夜难以入睡,每天睡1～2h,长期服用安定片,到某医院就诊,头颅CT示正常,诊断为失眠,经中西医治疗未见明显疗效,经人介绍来我科就诊。刻诊:患者彻夜难以入睡,急躁易怒,舌红苔黄,脉弦数,平素靠安定片(每天睡觉前服地西泮1片)维持睡眠。

　　诊断:失眠(肝火扰心)。

　　治则:疏肝泻火,养心安神。

　　取穴:心俞、肝俞、脾俞、膈俞。

> **操作方法:**
>
> 　　先选用温针透灸法,后再行刺营法。上述穴位常规消毒后,选用直径0.30mm毫针直刺0.5寸,然后将一根艾条平均分为6段放入艾灸箱中,艾箱放于背部施灸40min。取下灸箱,起针,在上述穴位处消毒,选用采血针点刺3下,迅速在所刺腧穴处拔上火罐,出血呈黑紫色,且黏稠不流动,约10min后取下火罐。4天后复诊,患者述入睡困难症状有所改善,治疗后回家即感瞌睡,从晚上7点睡至11点,之后晚上睡了2h左右,第二天白天仍然瞌睡,整体精神状态较以前好转,继续按以上方法治疗,背部刺营放血,以血液颜色改变为止。30号复诊,患者自述控制白天不睡觉,晚上可睡5h,背部继续刺营放血,血液呈淡红色,黏稠度降低,精神大为改善,巩固治疗1周,睡眠恢复正常。

　　案4. 患者刘某,女,50岁,2015年5月7日来诊。主诉:入睡困难伴眠浅易醒10年余。病史:患者自诉10年前因工作压力出现睡眠质量下降,入睡困难,眠浅易醒,后一直情绪抑郁,精神状态不佳,2006年被查出左侧乳腺癌,行左侧乳腺全切术,之后一直口服中药调理,2014年7月,又查出右侧乳腺囊肿,切除后病理提示良性。刻诊见:患者入睡困难,伴眠浅易醒,多梦,头蒙昏沉,心情不佳,容易烦躁,手足心发热,盗汗,食欲不振,大便干,小便可,舌红苔少,脉细数。

　　诊断:不寐(心肾不交)。

　　治则:交通心肾,宁心安神。

　　取穴:百会、四神聪、心俞、肝俞、脾俞、肾俞。

操作方法：

　　选用温针透灸法，上述穴位用 75％ 酒精棉球局部消毒，选用 1 寸毫针，百会、四神聪进针 0.5 寸，心俞、肝俞进针 0.8 寸，脾俞、肾俞选用 1.5 寸毫针进针 1 寸。在背部针刺穴位处进行艾灸箱透灸，时间 40min，每日 1 次。治疗 1 周，患者诉随眠状况有所好转，入睡时间缩短，由原来的躺下几个小时不能入睡改善为躺下 1h 左右睡着，夜间醒来亦能很快再次入眠，睡眠质量大大提高，饮食增加，面色日渐红润。继续治疗 2 个疗程，睡眠恢复正常。

三、治病依据

　　失眠，《黄帝内经》称为"不得卧""目不瞑"。《针灸甲乙经》中记载许多针灸治疗失眠的条文，《千金翼方》中还记载了艾灸治疗失眠及用量，如《水病》篇载："不得卧，灸阴陵泉百壮。"宋金元时期，医家应用艾灸治疗失眠，如《太平圣惠方·人形》曰："神庭主惊悸不得安寝，当灸之。"明代《病机沙篆·怔忡不寐》云："怔忡健忘不寐，手少阴心虚，内关针五分灸三壮，神门针三分灸二七壮，少海针一分。"体现了古代医家针灸治疗失眠的经验。

　　现代研究认为不寐主要是由于长期过度的紧张脑力劳动，强烈的思想情绪波动等，使大脑皮质兴奋与抑制失衡，导致大脑皮质功能活动紊乱。针灸能引起大脑皮质运动区的抑制或兴奋效应，并能调整心率和呼吸频率，有利于平息病人的焦虑不安和心情烦躁；还能够提高痛阈，有助于缓解病人的紧张状态并调整因其他身体疾病而致的失眠。

四、注意事项

　　针灸治疗失眠可避免因服用安定等药物造成的不适感，治疗后无副作用，还能改善大脑的功能，治疗时间以下午为宜。本病与情绪变化关系密切，治疗同时应注意情志的调节，积极消除患者的紧张感，同时规律生活起居，加强体育锻炼。睡前不喝浓茶、咖啡等。

心　悸

心悸,又名惊悸、怔忡,是指患者自觉心中动悸,惊慌不安,甚则不能自主的一种病症。心悸时,心跳可能过快、过慢、不规则,或是以正常速度跳动。本病证可见于多种疾病过程中,多与失眠、健忘、眩晕、耳鸣等并存,凡各种原因引起心脏搏动频率、节律发生异常,均可导致心悸。心中动悸,时发时止,病情较轻者称为惊悸;心中动悸,动无休止,惶惶不安,不能自主,病情较重者称为怔忡。

中医认为心悸的发生多因体质虚弱、饮食劳倦、七情所伤、感受外邪及药食不当等,以致气、血、阴、阳亏损,心神失养,或痰、饮、火、瘀阻滞心脉,扰乱心神。病位在心,与肝、脾、肾、肺四脏相关密切。心悸的病理性质主要有虚实两方面,虚者为气、血、阴、阳亏损,使心失滋养,而致心悸;实者多由痰火扰心,水饮上凌或心血瘀阻,气血运行不畅所致。

本病分为6个证型。心虚胆怯:心悸因惊恐而发,悸动不安,气短自汗,神倦乏力,少寐多梦,舌淡苔薄白,脉细弦;心脾两虚:心悸不安,失眠健忘,面色㿠白,头晕乏力,气短易汗,纳少胸闷,舌淡红苔薄白,脉弱;阴虚火旺:心悸不宁,思虑劳心尤甚,心中烦热,少寐多梦,头晕目眩,耳鸣,口干,面颊烘热,舌质红苔薄黄,脉细弦数;心血瘀阻:心悸怔忡,胸闷心痛阵发,或面唇紫黯,舌质紫色或有瘀斑,脉细涩或结代;水气凌心:心悸怔忡不已,胸闷气喘,咳吐大量泡沫痰涎,面浮足肿,不能平卧,目眩,尿少,苔白腻或白滑,脉弦滑数疾;心阳虚弱:心悸动则为甚,胸闷气短,畏寒肢冷,头晕,面色苍白,舌淡胖苔白,脉沉细迟或结代。

西医学认为引起心悸的原因很多,大致分为以下三类:①心血管疾病,包括各种类型的心脏病,如心肌炎、心肌病、心包炎、心律失常及高血压等。②非心血管疾病,常见于贫血、低血糖、大量失血、高热、甲状腺功能亢进症等疾病以及胸腔积液、气胸、肺部炎症、肺不张、腹水、肠梗阻、肠胀气等;还可见于应用肾上腺素、异丙肾上腺素、氨茶碱、阿托品等药物后出现的心悸。③神经因素,自主神经功能紊乱最为常见,神经衰弱、更年期综合征、惊恐或过度兴奋、剧烈运动后均可出现心悸。

一、治疗方法

取穴:神门、内关、心俞、巨阙。心虚胆怯加通里、丘墟,以宁心壮胆;心阳虚弱加关元、足三里以振奋心阳;阴虚火旺加厥阴俞、肾俞、太溪以益阴降火;水气凌心加水分、关元、神阙、阴陵泉以温阳化水;心血瘀阻加膈俞活血化瘀;

心脾两虚加脾俞、胃俞、足三里,补益气血;兼有痰热加丰隆、胆俞化痰清热。

(一)温针透灸法

针刺:针刺穴位进行常规消毒后,选用 1 寸的一次性无菌针灸针,神门、内关直刺各 0.5 寸,巨阙穴针尖向下斜刺 0.5 寸,心俞直刺 0.8 寸,行补泻手法促使得气。

透灸:将 6 段 2.5cm 长的艾条,点燃后均匀摆放在艾灸箱中,将艾灸箱放于背部心俞穴,盖上灸箱盖(箱盖需留 1cm 的缝隙,确保空气进入助燃),艾灸箱上加盖滤烟布,待艾条燃尽,患者感觉不到热度时,将艾灸箱取下,并将针取出,要求出现潮红、汗出等。

(二)其他疗法

1. **耳针疗法**　心、皮质下、交感、神门。毫针轻刺激,每日 1 次,或耳压王不留行籽,两耳交替。

2. **火罐疗法**　取心俞、肝俞、神门、巨阙,每日 1～2 次,每次拔 10min。

3. **穴位注射法**　选心俞、肝俞,用维生素 B_1 或维生素 B_{12} 注射液,每穴注射 0.5ml,隔日 1 次。

4. **刺络法**　用三棱针在背部心俞、肝俞附近点刺 3～5 下,迅速闪火法拔罐吸出瘀血,5min 后取下火罐,消毒局部。

二、临床案例

靳某,女,47 岁,2015 年 4 月 21 日就诊。主诉:心慌气短,胸闷乏力 2 天。患者平素工作繁忙,2009—2010 年曾居北方寒凉之地,2012 年突发心慌,胸闷如窒,伴气喘、口唇发紫,服西洋参含片后症状消失;4 个月前再次复发,服药(芪参益气滴丸、丹栀逍遥丸、盾叶冠心静)后缓解,近日症状加重,心慌气短,胸闷伴头部麻木,遂来我科室就诊。刻诊:患者心慌气短,胸闷乏力,劳累后加重,畏寒喜暖,夜尿频数,纳少眠差,大便正常,面色晦黯,舌淡有齿痕苔白,脉虚数。2016 年 4 月 21 日心电图检查示:偶发房性期前收缩。

诊断:心悸(心阳虚弱)。

治则:益气温阳、宁心定悸。

取穴:心俞、督俞、膈俞、气海、关元、内关、三阴交、足三里。

操作方法:

患者取俯卧位,先用消毒棉球蘸 75% 酒精局部消毒,选用 1 寸毫针,背部穴位直刺 0.8 寸,针刺得气后,用腰腹部艾灸箱透灸,取一根艾条,均分为6段,点燃一端,均匀放置在灸箱中,箱盖留1cm缝隙,加盖滤烟布,将灸箱放于患者背部,待患者感觉不热时取下灸箱并起针;患者再仰卧位,继续针刺腹部及四肢穴位,内关、三阴交直刺0.5寸,气海、关元、足三里直刺1.2寸,得气后在腹部用艾灸箱透灸。首次治疗后,患者觉四肢转温,夜尿减少;治疗3次后,纳食增加,觉四肢有力,睡眠改善,已不觉胸闷气短,精神状态大为好转;治疗2周后,患者已无不适,纳眠可,二便调,唇色改变,面色有华,继续巩固治疗3次。

三、治病依据

心悸《素问·举痛论》篇认为:"惊则心无所倚,神无所归,虑无所定,故气乱矣";《灵枢·四时气》对惊悸的描述:"心中澹澹,恐人将捕之","心怵惕思虑";《灵枢·经脉》:"心如悬若饥状,气不足则善恐,心惕惕如人将捕之";《灵枢·邪客》曰:"心者,五脏六腑之大主也,精神之所舍也,其藏坚固,邪弗能容也。容之则心伤,心伤则神去,神去则死矣。艾灸具有温散寒邪、温通经络、活血逐痹、回阳固脱的作用。

四、注意事项

应嘱咐患者:①调节情志,防止喜怒等七情过极。②适当注意休息,少房事,少吃含动物脂肪多的食物,少吃咸、辣之味,少饮酒、吸烟,少喝浓茶、咖啡等。③适当参加体育锻炼,如散步、太极拳、体操、气功。④避寒凉,注意预防感冒。

咳　嗽

咳嗽是因邪客肺系,肺失宣肃,肺气不宣所致,以咳嗽、咯痰为主要症状的病症。《素问病机气宜保命集》:"咳谓无痰而有声,肺气伤而不清也;嗽是无声而有痰,脾湿动而为痰也。咳嗽谓有痰而有声,盖因伤于肺气动于脾湿,咳而为嗽也"。根据发病原因可分为外感和内伤两大类型,外感多因风寒、风热、燥热等邪所致;内伤多因病情日久,迁延难愈,多与肺、脾、肾三脏功能失常有关。

西医将咳嗽分为急性咳嗽、亚急性和慢性咳嗽:急性咳嗽是指3周以内的咳嗽,是呼吸科门诊最常见的症状。病因包括病毒、支原体或细菌导致的急性支气管炎、肺炎、呼吸道感染、肺结核、气管异物;亚急性咳嗽持续时间超过

3周,在8周以内;慢性咳嗽持续时间超过8周,可持续数年甚至持续数十年,原因较为复杂,包括咳嗽变异性哮喘(过敏性支气管炎)、上呼吸道咳嗽综合征(过敏性鼻-支气管炎)、胃食道反流、嗜酸性粒细胞增多性支气管炎、慢性支气管炎等。

外感咳嗽多发病较急,常兼见表症;内伤咳嗽发病较缓,兼见胸闷脘痞、食少倦怠、胸胁引痛、面红口干等症。本病分为7个证型。风寒袭肺:咳嗽声重,咯痰稀薄色白,恶寒,或有发热,无汗,舌苔薄白,脉浮紧;风热犯肺:咳嗽气粗,咯痰黏白或黄,咽痛或咳声嘶哑,或有发热,微恶风寒,口微渴,舌尖红苔薄白或黄,脉浮数;燥邪伤肺:干咳少痰,咯痰不爽,鼻咽干燥,口干,舌尖红苔薄黄少津,脉细数;痰湿阻肺:咳嗽痰多,色白,呈泡沫状,易于咳出,咳声重浊,胸部满闷或喘促短气,纳呆腹胀,舌淡苔白腻,脉濡滑;肺肾阴虚:干咳无痰或少痰,痰黏带血,口干咽燥,五心烦热,潮热盗汗,形体消瘦,舌红少苔,脉细数;脾肾阳虚:咳嗽气喘,动则尤甚,痰液清稀,面色淡白,形寒肢冷,或肢体水肿,小便不利,舌淡苔薄白微腻,脉沉细;肝火灼肺:咳嗽气逆,阵阵而作,痰少而黏,咳吐不易,甚者痰中带血,胁肋胀痛,咽喉干痒,目赤口苦,舌边尖红苔薄黄,脉弦数。

西医认为咳嗽是人体的一种保护性呼吸反射动作。通过咳嗽反射能有效清除呼吸道内的分泌物或进入气道的异物。但剧烈咳嗽可导致呼吸道出血,如长期频繁剧烈咳嗽影响工作休息,甚至引起喉痛,音哑和呼吸肌痛。

一、治疗方法

取穴:肺俞、大椎、风门、列缺、太渊。风寒束肺加合谷祛风宣肺;风热犯肺加曲池、尺泽祛风清热;燥热伤肺加太溪、照海润肺止咳;痰湿阻肺加足三里、丰隆化痰止咳;肝火灼肺加行间、鱼际泻肝清肺;肺肾阴虚加肾俞、膏肓、太溪滋阴降火。

(一)温针透灸法
针刺:针刺穴位常规消毒后,选用1寸的一次性无菌针灸针进行针刺,肺俞、风门、大椎直刺1.0寸,列缺、太渊直刺0.5寸,其中针刺太渊注意避开桡动脉。

透灸:将6段2.5cm长的艾条一端点燃后,均匀放在艾灸箱中,将灸箱放于背部肺俞穴进行艾灸,艾灸箱箱盖留1cm的缝隙,盖上滤烟布。灸40min至患者不觉温热时取下灸箱,可见局部出现潮红、汗出,或出现片状花斑。

(二)其他疗法
1. **火罐疗法** 在风门、肺俞穴进行拔罐,或沿背部膀胱经走罐。

2. **皮肤针法**　叩刺上背部督脉、膀胱经，以皮肤潮红为度。

3. **刮痧疗法**　涂抹刮痧油，用刮痧板沿背部膀胱经刮至出痧为度。

二、临床案例

患者，男，5岁，2007年9月24日来诊。主诉：咳嗽8月余。病史：患儿素体虚弱，8个月前感受风寒后发热（38.5℃），恶寒、咳嗽、咽喉疼痛，遂到某医院求治，诊断为感冒。曾给予头孢他啶针、地塞米松针静脉点注，口服退烧药（泰诺林），小儿止咳糖浆等药治疗，用药4天后症状减轻，但又出现咳嗽，咽喉痒，遂又到某医院门诊治疗，先后给予中药、西药（具体用药不详）等治疗，均取得短期疗效。此后又反复感冒，伴有咳嗽、咽痒，用药颇多，症状愈来愈重，遂来我科就诊。刻诊：患者低热，每天下午加重，清晨至上午减轻，咳嗽、少痰、咽痒，伴面色发白、怕冷、乏力、自汗、纳差，眠可，二便正常。查体：咽部微红、舌淡胖、苔薄，脉沉缓无力。血常规、胸部X线片等检查均无异常。

诊断：咳嗽（肺气不足型）。

治则：温阳益气，宣肺止咳。

取穴：肺俞、膏肓俞。

操作方法：

取艾条1支，截成6段，点燃后放入艾灸箱内，将艾箱放在患者的双侧肺俞、膏肓俞，在灸箱外面盖上3层滤烟布。每天灸1次，每次灸至艾条燃尽，皮肤出现潮红、出汗。灸至第3天，患儿咳嗽、咽痒减轻，自汗、怕冷消失，饮食增加。又灸2次，咳嗽、咽痒消失。之后巩固2次，患者面色转红，精力充沛。3个月后随访，未复发。

三、治病依据

古代文献有关针灸治疗咳嗽的记载，《类经图翼》："咳嗽面赤热，取支沟，热痰取肺俞、膻中、尺泽、太溪。"《针灸资生经》："久嗽宜灸膏肓，次灸肺俞。"《针灸大成》："久嗽不愈，肺俞、足三里、膻中、乳根、风门、缺盆。"《神应经》："咳嗽上气，不得卧，取云门。"

咳嗽多在受寒或过度疲劳的基础上，遭受病毒或细菌感染而引起，其次为物理、化学性刺激，以及老年性防御功能退化、自主神经功能失调所致。西医学认为针灸可调整机体免疫功能，增强机体的防御能力，提高巨细胞的吞噬，杀菌作用,并对单核吞噬细胞的功能有良性双向调节作用;针灸可以改善局部的血液循环状况,增强患处的新陈代谢,对炎症引发的渗出、变性、水肿等起以促进吸收及清除的作用,以减少各种毒素对病灶的刺激,利于组织修复,症状缓解;针灸可以改善肺通气功能,降低气道阻力、缓解支气管痉挛和支气管黏膜水肿;针灸还可通过神经系统的作用,调节和抑制因炎性刺激和黏膜水肿、渗出,导致的咳喘等。

四、注意事项

应嘱咐病人:①平时要注意保暖,谨防感受风寒。②调适饮食,忌生、冷、油腻、辛辣刺激之品。③调畅情志,避免情绪剧烈波动。④适当参加体力劳动和体育锻炼,增强体质,提高抗病能力。⑤规律作息,避免熬夜及过度劳累。

哮　喘

哮喘是指突然发作的以呼吸急促、喉间哮鸣为主要临床表现的一种常见的反复发作性疾患。哮以呼吸急促,喉间有哮鸣声为主症;喘以呼吸急促,甚至张口抬肩为特征。两者在临床上常常同时举发,难以严格划分,其病因病机也大致相似。

中医学认为本病的发生是因肺脾肾三脏功能失常,复感风寒湿热外邪、饮食不当、情志刺激、体虚劳倦而诱发。多数患者在发作前可出现鼻咽发痒,咳嗽,打喷嚏,胸闷等先兆症状。典型发作时突感胸闷,呼吸困难,喉中哮鸣,呼气延长,不得平卧,烦躁,汗出,甚至发绀。发作可持续数分钟、数小时或更长时间。发作将停时,常咳出较多稀薄痰液,随之气促减轻,哮喘缓解。

本病分4个证型:遇寒触发,初起兼恶寒发热,鼻流清涕,舌淡、苔白滑,脉浮紧,为寒饮伏肺;咳喘气短,动则加剧畏风自汗,神疲倦怠,舌淡、苔薄白,脉濡细为肺脾气虚;喘急胸闷,喉中哮鸣,声高息涌,痰黄质稠,舌红、苔黄腻,脉滑数为痰热壅肺;喘促短气,呼多吸少,气不得续,畏寒肢冷,甚则心悸神昧,唇甲青紫,舌紫黯、苔薄白,脉沉细或结代为心肾阳虚。

一般认为儿童患病率高于青壮年,老年人群的患病率有增高的趋势,成年男女患病率大致相同,40%的患者有家族史。

一、治疗方法

痰热壅肺者清热润肺,化痰平喘,只针不灸;寒饮伏肺者温肺散寒,止哮平喘;肺肾阴虚者滋阴润肺,平降喘逆;肺脾气虚者培土生金,扶正固本,心肾阳虚者补益心肾,温阳平喘,用透灸温针法。取穴以大椎、风门、身柱、肺俞、膏肓、心俞为主,寒饮伏肺加风门、太渊;痰热壅肺加曲池;肺脾气虚加脾俞、足三里;肺肾阴虚加肾俞、太溪;心肾阳虚加心俞、肾俞。

（一）温针透灸法

针刺:针刺穴位常规消毒后,选用直径为0.30mm的毫针,风门、肺俞、心俞、膏肓斜刺20mm,大椎、身柱斜刺25mm,使局部有酸胀感。

透灸:将6段2cm长的艾条点燃后均匀放入艾灸箱中;将艾灸箱放于背部针刺部位,盖上灸箱盖,注意箱盖留1cm的缝隙,艾灸箱上加盖滤烟布;施灸过程中根据患者描述的温度高低,灵活调节盖板及覆布,以保持温热而无灼痛为宜,待艾条燃尽,自觉无温热感时,将灸箱取下,将针拔出。

（二）其他疗法

1. 耳穴疗法　取肺、气管、对屏尖、交感、肾上腺、皮质下,每次选3～5穴,用胶布粘王不留行籽按压刺激,以耳部发红发热为度,每次按2～3min,每天按2次。

2. 拔罐　采用玻璃罐于背部膀胱经两侧进行拔罐,留罐10min,每日1次。

3. 穴位贴敷　取膻中、定喘、肺俞、膏肓。将白芥子30g,甘遂、细辛各15g,共研为末,以生姜汁调和,制药丸如蚕豆大,贴敷2～3h去掉,局部出现红晕、微痛。若起水疱,可用消毒针头刺破水疱使水液流尽。外涂甲紫,用消毒纱布覆盖。于夏季初伏、中伏、末伏各治疗1次,有预防和减轻发作的作用。

二、临床案例

患者,男,56岁,2014年7月28日来诊。主诉:喘息、咳嗽5年,加重半月。现病史:五年前患者无明显原因出现喘息、咳嗽,遂到某医院就诊,诊断为过敏性哮喘。经治疗,症状减轻,此后每到秋天病情加重,缠绵不愈。近半月来喘息症状加重,遂来我科就诊。刻诊见:喘闷,胸腹胀满,舌苔薄白,脉沉缓。

诊断:哮喘（肺肾两虚型）。

治则:补肺益肾。

取穴:肺俞、大椎、风门、膏肓、肾俞。

操作方法:

先用消毒棉球蘸75%酒精局部消毒,选用直径0.25mm毫针,肺俞、风门、膏肓斜刺0.8寸,大椎斜刺1寸,肾俞直刺1寸;留针时,在背部施以艾灸箱透灸法,施灸过程中,患者感觉背部发热、温热感逐渐从背部表面向深处组织透达,整个透灸过程,患者感觉舒适,时间为60min,治疗结束，将艾灸箱取下时，患者背部局部皮肤潮红、汗出。透灸结束后，于背腰部拔火罐，留罐10min。起罐后，见到紫黑色罐斑，连续治疗5天后，罐斑颜色变浅。1周后（2014年8月5日）复诊，患者自述喘息症状明显减轻，喘息发作次数减少，继续以上治疗，拔罐1周1次。上法共施治1月，诸症皆除。

三、治病依据

《针灸资生经》曰："凡有哮喘者，为按肺俞，无不酸痛，皆为缪刺肺俞，令灸而愈。"《针灸聚英》曰："喘：灸中府、云门、天府、华盖、肺俞。"现代也有用化脓灸治疗哮喘，认为艾灸后化脓能增强机体抵抗力，降低机体过敏状态，有较好的远期治疗效果。

西医学认为哮喘是由多种细胞（如嗜酸性粒细胞、肥大细胞、T淋巴细胞、中性粒细胞、气道上皮细胞等）和细胞组分参与气道慢性炎症性疾患。这种慢性炎症导致气道高反应性的产生，通常出现广泛多变的可逆性气流受限，并引起反复发作的喘息、气急、胸闷或咳嗽等症状，常在夜间和（或）凌晨发作，多数患者可自行缓解或经治疗缓解。哮喘以支气管平滑肌收缩，血管扩张，黏膜水肿，分泌亢进为主要病理特征，针灸能够通过多种途径（如神经 - 体液调节，内分泌改善等）对自主神经功能产生良性调节，抑制迷走神经的兴奋，有效缓解支气管平滑肌的痉挛状况，使患者肺通气功能明显得到改善；通过针灸提高机体免疫力和改善局部血液循环状况，有利于炎症的消除，减少渗出，清除水肿，减少腺体分泌，缓解各种代谢产物对支气管的刺激，缓解哮喘的发作。

四、注意事项

应嘱咐病人：①避免接触过敏源。②保持室内空气流通，避免灰尘飞扬，不用羽毛类衣被。儿童患者应卧床休息至症状消失，枕头需抬高，取半卧位。婴幼儿可抱起轻轻拍背，便于排出呼吸道分泌物。③饮食宜给予营养丰富、易消化的流质或软食，宜多饮开水。平时应注意勿食刺激性食物和冷饮，并尽量避免巧克力等过甜食品。④有发作预兆时应及时用药，避免哮喘剧烈发作。⑤采取积极措施，防止哮喘发作的同时，可适当做户外活动，增强体质、提高机体的抗病能力。⑥树立患者信心，哮喘虽然不能根除，但可以完全控制，与正常人一样生活。

胃　痛

　　胃痛，又称胃脘痛，是指以上腹胃脘部近心窝处疼痛为症状的病症。由于疼痛的部位在心口部，故有心口痛和心腹痛等。古代文献所称心痛，多指胃痛而言。至于心脏疾病所引起的心痛，称为"真心痛"，与胃痛不能相混。

　　本病病位在胃，无论是胃腑本身的原因还是其他脏腑的病变影响到胃腑，均可使胃络不通或胃失濡养而导致胃痛。多由寒邪客胃、饮食伤胃、肝气犯胃、脾胃虚弱等各种病因引发。其中实证多因于肝，虚证多涉及脾。但无论何种胃痛，胃气失和、胃络不通、胃失濡养是其基本病机。常因饮食不慎、情志不畅、劳累、受寒等因素诱发或加重。

　　本病分四个证型：胃痛暴作，恶寒喜暖，得温痛减，遇寒加重，口淡不渴，或喜热饮，舌淡苔薄白，脉弦紧为寒邪客胃；胃脘疼痛，胀满拒按，嗳腐吞酸，或呕吐不消化食物，其味腐臭，吐后痛减，不思饮食，大便不爽，得矢气及便后稍舒，舌苔厚腻，脉滑为饮食伤胃；胃脘胀痛，痛连两胁，遇烦恼则痛作或痛甚，嗳气、矢气则痛舒，胸闷嗳气，喜长叹息，大便不畅，舌苔薄白，脉弦为肝气犯胃；胃痛隐隐，绵绵不休，喜温喜按，空腹痛甚，得食则缓，劳累或受凉后发作或加重，泛吐清水，神疲纳呆，四肢倦怠，手足不温，大便溏薄，舌淡苔白，脉虚弱或迟缓为脾胃虚寒。

　　上述诸证，日久郁滞化热，则胃脘疼痛有灼热感，口干口苦，渴而不欲饮，小便色黄，大便不畅，舌苔黄腻，脉弦或滑数；气滞血瘀则胃脘痛如针刺，固定不移，拒按，甚则吐血黑便，舌质紫黯或有瘀斑，脉涩。

　　胃痛常见于西医学的急慢性胃炎、消化道溃疡、胃痉挛、胃扭转、胃下垂、胃黏膜脱垂症、胃神经官能症。据统计，目前在我国胃病的发病率高达80%以上，即每10个人中就有8个人患有胃病。本病多发于35岁以上的人群，其中中老年人占70%以上，但各个年龄阶段的人群都有可能患上胃病，年轻人以胃炎、溃疡多见，中老年人以溃疡、慢性萎缩性胃炎多见，教师、记者、司机等职业胃病更为常见。

一、治疗方法

　　临床上治疗胃痛以中脘、内关、足三里、公孙为主穴。

（一）温针透灸法

　　针刺：针刺穴位进行常规消毒后，选用1.5寸的一次性无菌针灸针，针刺中脘、足三里，直刺1.2寸，内关、公孙直刺0.5寸，行提插手法促使得气。

　　透灸：将6段2.5cm长的艾条，点燃后均匀放入艾灸箱中，将艾灸箱放于胃脘部中脘穴附近,盖上灸箱盖子进行透灸,注意箱盖需留宽 1cm 左右的缝隙,确保空气进入助燃,艾灸箱上加盖滤烟布,过滤艾烟大颗粒的同时,使灸箱热力集中。待艾条燃尽,患者感觉不到热度时,将艾灸箱取下,可见患者艾灸局部皮肤潮红、汗出,甚至出现片状花斑,将针取出。

(二)其他疗法

1. 指针法 取中脘、至阳、足三里等穴,以双手拇指或中指点压、按揉,力度以患者能耐受并感觉舒适为度。同时令患者进行缓慢腹式呼吸,连续按揉 3～5min 即可止痛。

2. 耳针法 取胃、十二指肠、脾、肝、神门、交感。每次选用 3～5 穴,毫针浅刺,强刺激留针 30min;也可用王不留行籽贴压。

3. 穴位注射法 根据中医辨证,分别选用当归注射液、丹参注射液、参附注射液或生脉注射液等,也可选用维生素 B_1 或维生素 B_{12} 注射液,按常规取 2～3 穴,每穴注入药液 2～4ml。

4. 兜肚法 取艾叶 30g,荜茇、干姜各 15g,甘松、山柰、细辛、肉桂、吴茱萸、元胡、白芷各 10g,大茴香 6g 共研为细末,用柔软的棉布折成 15cm 直径的兜肚形状,将上药末均匀放入,紧密缝好,日夜兜于中脘穴或疼痛处。本法适用于脾胃虚寒性胃痛。

二、临床案例

案 1. 患者岳某,女,59 岁,2013 年 3 月 2 日来诊。主诉:胃部疼痛 5 天余。现病史:2 年前因饮食不慎出现胃痛,胃胀等不适后,遂至当地医院就诊,诊断为"急性胃肠炎",给予消炎、止痛等药物治疗半个月后,症状均已消失。此后每遇进食生冷、油腻食物或情志不舒则胃中疼痛不适。5 天前与家人生气后疼痛复发,自行服药后症状未见缓解(具体药物不明),故来我科就诊。刻症:胃痛,纳差,伴胃胀、胸闷心烦,胁肋胀满,舌淡红,苔薄白,脉弦。

诊断:胃痛(肝气犯胃型)。

治则:疏肝解郁,理气止痛。

取穴:中脘、太冲、足三里、公孙。

操作方法:

采用温针透灸法,先用消毒棉球蘸 75% 酒精局部消毒,选用 1.5 寸毫针,中脘直刺 1 寸,足三里穴直刺 1.2 寸,用 1 寸针直刺太冲、公孙 0.8 寸。留针的同时,采用特制的腰腹部艾灸箱透灸腹部。取一根艾条,均分为

6段,点燃一端,均匀放置在灸箱中,箱盖留1cm缝隙,加盖滤烟布,将灸箱放于腹部中脘穴腹部进行透灸,至皮肤出现汗出、潮红、花斑,取下灸箱起针。每日针灸1次,每次40～50min。施灸过程中,患者诉温热感从腹部向腰部渗透,连续治疗3次后,患者胃部疼痛感减轻,饮食较之前佳,胸闷、乏力感减轻,夜寐可,二便调,继续治疗2次,诸症皆除。

案2. 刘某,男,52岁。2015年5月7日就诊。主诉:胃脘部疼痛伴食欲不振1月,加重1周。病史:患者1989年因白塞病大量使用激素至双髋关节股骨头坏死及左眼失明。后经针灸治疗,患者生活可自理,病情得以控制,但身体虚弱。1个月前患者无明显诱因,出现胃脘部疼痛,食欲不佳。未做处理。1周前,症状加重遂至我科就诊。刻诊:患者面色无华,精神不佳,身体瘦弱,食欲不振,胃脘部疼痛,怕冷,舌淡,脉细弱。

诊断:胃痛(脾胃虚寒)。

治则:健脾温胃止痛。

取穴:中脘,天枢,气海,关元;脾俞、胃俞、膈俞。

操作方法:

采用温针透灸法,先用消毒棉球蘸75％酒精局部消毒,上述腹部穴位直刺进针1寸,平补平泻。在针刺的同时,采用特制的腰腹部艾灸箱透灸,取一根艾条,均分为6段,点燃一端,均匀放置在灸箱中,箱盖留1cm缝隙,加盖滤烟布,将灸箱放于患者腹部中脘、天枢、气海,关元穴施灸,灸后皮肤出现潮红、汗出、花斑;次日同样方法针刺上述背部腧穴,进针0.8寸,然后于背部针刺部位施灸。施灸过程中患者自觉肠道蠕动增强。背、腹部针灸交替使用。治疗2次后,患者腹部疼痛缓解;治疗5次后,患者腹痛减轻,食欲增强,精神可。依此法继续治疗5次症状悉除。

三、治病依据

胃痛的描述最早见于《黄帝内经》。《灵枢·邪气脏腑病形》篇:"胃病者,腹膜胀,胃脘当心而痛。"《素问·六元正纪大论》中提到"木郁之发,民病胃脘当心而痛,上支两胁,膈咽不通,食饮不下。"治疗胃痛的方法有很多,《素问·异法方宜论》记载"脏寒生满病,其治宜灸焫。"《备急千金要方》中述:"腹藏之内,为性贪于五味,无厌成疾,风寒结瘤,水谷不消,宜当熟之。"《备急千金要方》记载:"胸背腹灸之,尤宜大熟。"可见脾胃虚寒系劳累、久病、过食寒凉、耗伤脾阳所致,而艾灸可以温散脾胃之寒邪,使气血通畅,针灸结合,可以调和气血阴阳,调节脾胃,则疼痛自除。现代研究认为,艾灸的温热刺激,可使皮肤局部温度升高,促进局部的血液循环,缓解平滑肌痉挛,改善局部疼痛。

四、注意事项

在针灸治疗时应嘱患者:①消除或减少促发因素,避免过度疲劳、焦虑、抑郁等异常的精神状态。②注意饮食的宜忌,口味饮食应清淡,少食多餐,细嚼慢咽;忌辛辣刺激、生冷的食物;避免饮含酒精的饮料、咖啡、茶叶、吸烟等;禁食火腿、保存过久的野味等食物;患者要在少量多餐的基础上使膳食营养均衡,糖、脂肪、蛋白质三大营养物质比例适宜。③日常生活注意有规律,并维持规律的睡眠作息习惯,减少压力,应在医护人员的指导下用药,避免滥用补益类药等。④适当进行一些体育锻炼,避免剧烈运动。

腹　痛

腹痛指胃脘以下,耻骨联合以上部位发生以疼痛为主要表现的病症。临床较为常见,可见于内科、妇科、外科等多种疾病中。西医学的急慢性肠炎、胃肠痉挛、肠易激综合征等疾病引起的腹痛,可参照本节进行治疗。

本病致病原因较多,如外感风、寒、暑、湿邪;或忧思恼怒,饮食劳倦;或他脏有病,如虫积、癥闭、内疝等疾病均可引起腹痛;或素体阳虚,正气不足,也是引起腹痛的发病因素,均可导致气机阻滞,脉络瘀阻或经脉失养而发生腹痛。基本病机为脏腑气机不利,气血运行不畅,"不通则痛",或脏腑经脉失养,"不荣则痛"。临床上腹痛的疼痛性质各异,如外感时邪,突发腹痛,疼痛剧烈,症状明显者,属于急性腹痛,当及时治疗,以防发生厥脱;如病因内伤,缠绵日久者,应辨证施治。下消化道钡餐透视、纤维结肠镜、腹部B超等检查,有助于诊断。本病分4个证型:

暴饮暴食后脘腹胀痛拒按,嗳腐吞酸,恶食,得吐泻后痛减,舌苔厚腻,脉滑,为饮食停滞;侧腹或左下腹胀痛,痛则欲便,便后痛缓,喜叹息,得嗳气或矢气则减,遇恼怒则剧,苔薄白,脉弦,为气机郁滞;多因感寒饮冷突发腹部拘急剧痛,得温痛减,遇寒更甚,舌苔白,脉沉紧,为寒邪内阻;腹痛隐隐,时作时止,喜温喜按,每食生冷及饥饿劳累后加重,进食及休息后痛减,舌淡苔薄,脉沉细,为脾阳不振。

一、治疗方法

饮食停滞、气机郁滞者,调气化滞,采用针刺治疗;寒邪内阻者,温中散寒,采用透灸温针法;脾阳不振者,温补脾阳,采用透灸温针法。取穴以中脘、天枢、关元、足三里为主穴,饮食停滞者加内庭;气机郁滞加太冲;寒邪内阻加公孙;脾阳不振加脾俞。

（一）温针透灸法

针刺:针刺穴位常规消毒后,选用直径为 0.30mm 的毫针,中脘、天枢、关元各直刺 30mm,足三里直刺 30～40mm,使局部有酸胀感。

透灸:将 6 段长 3cm 的艾条一端点燃后,均匀放入艾灸箱内,将艾灸箱放在腹部针刺部位,盖好封盖,并留有缝隙,以使空气流通艾条充分燃烧。在灸箱外周覆盖布,阻挡烟雾冒出,并使热量积聚于箱内。施灸过程中根据患者对温度高低的感受,调节盖板及覆布,保持温热而无灼痛为宜,待艾条燃尽,自觉无温热感时,将灸箱取下,并将针拔出。

（二）其他疗法

1. 耳针疗法　选腹、大肠、小肠、神门、脾、肝、交感。每次 3～5 穴,毫针强刺激;亦可用耳针埋藏或王不留行籽贴压。

2. 药熨疗法　取麦麸 50g,葱白(切碎)30g,生姜(切碎)30g,食盐 15g,白酒 30ml,食醋 15ml,混匀,放铁锅内炒热,布包,趁热熨疼痛处。药凉后再炒热再熨。适用于虚寒腹痛。

3. 隔盐灸　取纯净干燥之细白盐适量,可炒至温热,纳入脐中,使与脐平。如患者脐部凹陷不明显者。可预先置脐周一湿面圈,再填入食盐。然后上置艾炷施灸,至患者稍感烫热,即更换艾炷。为避免食盐受火爆裂烫伤,可预先在盐上放一薄姜片再施灸。一般灸 3～9 壮,多用于急性寒性腹痛。

二、临床案例

患者,女,26 岁。于 2015 年 9 月 5 日就诊。主诉:左下腹痛 2h。2h 前,患者因吃生冷食物出现左下腹绞痛,心慌欲呕,未出现泄泻症状。刻诊:患者神差,面色无华,四肢冷,腹痛难耐,用手按压稍减,搀扶来诊,舌白,脉沉细。

诊断:腹痛(寒邪内阻)。

治则:温经散寒,通络止痛。

取穴:天枢、上巨虚、足三里。

操作方法：

温针透灸法。先用消毒棉球蘸75%酒精局部消毒,选用直径0.30mm毫针,上述穴位直刺进针1寸,强刺激10min,强刺激时,患者起初无反应,5min左右时,突觉腹部的一股气往下走,顿觉疼痛明显减轻,然后采用艾灸箱透灸腹部,施灸过程中,患者感觉腹部发热、温热感逐渐从腹部表面向腹腔内透达,整个透灸过程,患者感觉舒适,60min后治疗结束,将艾灸箱取下时,患者腹部局部皮肤潮红、汗出,有少量花斑。患者可自行行走,腹痛基本消失,面色好转,呕吐感消失,效果良好。

三、治病依据

《灵枢·邪气脏腑病形》篇记载:"大肠病者,肠中切痛而鸣濯濯,冬日重感于寒即泻,当脐而痛,不能久立,与胃同候,取巨虚上廉"。《备急千金要方》说:"凡脐下绞痛,流入阴中,发作无时,此冷气,灸关元百壮……天枢主腹中尽痛"。《四总穴歌》说:"肚腹三里留"。现代研究认为针灸是通过影响神经—内分泌系统,进而刺激机体产生自身广泛的调整与修复,促进内源性吗啡样物质的释放,提高痛阈,双向调节内脏自主神经功能活动以及加强白细胞趋向与吞噬等,因此一旦产生作用则较为持久。

四、注意事项

首先要养成良好的饮食习惯,平素饮食有节,一日三餐要定时定量,进食易消化、富有营养的饮食。忌暴饮暴食、睡前进食及食生冷、不洁食物。虚寒腹痛者宜进热食;热证忌辛辣煎炸、肥甘厚腻之品;食积腹痛者宜暂禁食或少食。多食富含蛋白质的食品,少吃刺激性食物,避免烟酒、生冷等对脾胃的损害。

泄　泻

泄泻又称腹泻。是指排便次数增多,粪便稀薄,甚至如水样而言。古人将大便溏薄者称为"泄",大便如水注者称为"泻"。中医认为泄泻的病位在肠,但病变关键在脾胃,此外尚与肝、肾有密切关系。不论是肠腑本身的原因还是由于其他脏腑的病变影响到肠腑,均可导致大肠的传导功能和小肠的泌别清浊功能失常而发生泄泻。其致病原因包括感受外邪,饮食所伤,情志失调,脾胃虚弱,脾肾阳虚等。其主要致病因素为湿邪,《难经》曰"湿多成五泄"。

急性泄泻:发病较急,排便次数增多。偏于寒湿者,大便清稀,水谷相杂,肠鸣腹痛,口不渴,身寒喜温,舌苔白腻,脉濡缓;偏于湿热者,大便色黄褐而臭,泻下急迫,肛门灼热,心烦口渴,小便短赤,或有身热,舌苔黄腻,脉濡数。慢性泄泻:发病势缓,或由急性泄泻迁延而来,病程较长。脾虚者,大便溏薄,谷食不化,反复发作,稍进油腻食物,则大便次数增多,面色萎黄,神疲,不思饮食,喜暖畏寒,舌淡苔白,脉濡缓无力;肝郁乘脾者,平素多有胸胁胀闷,嗳气食少,每因抑郁恼怒或情绪紧张时,发生腹痛泄泻,舌淡红,脉弦;肾虚者,黎明之前,腹部作痛,肠鸣即泻,泻后痛减,腹部畏寒,腰酸腿软,消瘦,面色黧黑,舌淡苔白,脉沉细。

西医学认为,泄泻是指排便次数明显超过平日习惯的频率,粪质稀薄,水分增加,或含未消化食物或脓血、黏液的一种疾病,常伴有排便急迫感、肛门不适、失禁等症状。是一种临床常见病、多发病,主要经消化道感染,由多种原因(如进食含有病原菌及其毒素的食物,或过食生冷、暴饮暴食等)引起的肠道黏膜急性弥漫性炎症。

一、治疗方法

泄泻的治疗分急慢性两种。急性泄泻重在除湿导滞,通调腑气;选用透灸温针法,取穴主要以八髎穴、大肠俞、天枢、上巨虚、三阴交为主。慢性泄泻重在健脾调肠,温肾止泻;选用透灸温针法,取穴主要以神阙,天枢,大肠俞,脾俞,足三里,上巨虚,三阴交为主。寒湿困脾加脾俞、阴陵泉健脾化湿;肠腑湿热加合谷、下巨虚清利湿热;饮食停滞加中脘、建里消食导滞;肝郁气滞加期门、太冲疏肝理气;脾气亏虚加脾俞、足三里健脾益气;脾气下陷加百会升阳举陷;肾阳亏虚加肾俞、命门、关元温肾固本。

(一)温针透灸法

1. 急性泄泻 选用直径为0.30mm的毫针,八髎穴向内下斜刺各30～40mm,得气后用补法。天枢、上巨虚、大肠俞直刺各30～40mm,三阴交直刺25mm,以患者有酸麻胀痛感为度,得气后用平补平泻。再将6段3cm长的艾段点燃后均匀放入艾灸箱钢丝网内,并将盖子盖上,再把艾灸箱放置在大肠俞、八髎穴部位,以局部皮肤潮红、汗出为宜。当艾条燃尽后,将艾灸箱取下,取出针灸针。

2. 慢性泄泻 用直径为0.30mm的毫针,针刺天枢,大肠俞,脾俞,足三里,上巨虚,三阴交,进针深度,以患者有酸麻胀痛感为宜。透灸时,将6段长约30cm的艾段,点燃后均匀放入艾灸箱中,将艾灸箱放在患者腹部,艾灸箱上加盖滤烟布;当艾条燃尽后,将艾灸箱取下,去针。

（二）其他疗法

1. 耳针法 取大肠、小肠、腹、胃、脾、神门。每次选 3～5 穴,中等刺激,急性泄泻留针 10min,每日 1～2 次。慢性泄泻留针 20min,隔日 1 次,10 次为 1 疗程;也可用王不留行籽贴压。

2. 穴位注射法 选天枢、上巨虚,用小檗碱注射液,或维生素 B_1、维生素 B_{12} 注射液,每穴每次注射 0.5～1.0ml,每日 1 次。

3. 敷贴法 取五倍子适量研末,食醋调成膏状敷脐,伤湿止痛膏固定。2～3 日一换,适用于久泻。

二、临床案例

案 1. 患者,男,32 岁,2014 年 8 月 11 日就诊,主诉:泄泻 5 年,加重 20 天。现病史:5 年前因食寒凉食物开始腹泻,大便清稀,一日 2～3 次,食少纳呆,脘腹胀闷,遇寒及情志不舒即发作。近 20 天来发作次数增加,程度加重。患者曾在外院就诊,经肠镜、粪常规等检查,诊断为结肠炎,服用西药效果不佳,遂来我科就诊。刻诊:面色不华,食少,情绪抑郁,睡眠不佳,便溏,舌胖苔白,脉弦。

诊断:慢性泄泻（肝郁脾虚型）。

治则:疏肝理气,健脾化湿。

取穴:神阙、天枢、中脘、关元、足三里、三阴交、太冲。

操作方法:

温针透灸法。天枢、中脘、关元、足三里、三阴交直刺进针 35mm、太冲直刺进针 20mm,平补平泻。在针刺的同时,将八段长约 30mm 的艾条一端点燃,均匀置于艾灸箱中,将艾灸箱放于患者腹部施灸,温度控制在 43℃左右,热感向深处透达至腰骶部,施灸过程中患者自觉肠道蠕动增强,腹部舒适。治疗 4 次后,患者食欲增强,腹泻次数减至每天 2 次;治疗 9 次后,患者腹胀减轻,大便次数、便质基本正常。4 周后,患者大便次数、便质恢复正常,饮食、睡眠正常。

案 2. 患者,男,50 岁,2015 年 7 月 5 日就诊,主诉:黎明前脐周腹痛,肠鸣泄泻 2 年,加重 3 天,伴四肢发冷无力。现病史:两年前,患者无明显原因出现黎明前脐周腹痛,肠鸣泄泻,泻后则宁。每日大便 3～4 次,曾服西药氟哌酸治疗,未见明显好转。近 3 天来,腹泻加重,伴精神不振。刻诊:精神疲乏,面黄体瘦,纳差,腹痛肠鸣,腹冷喜暖,腰膝酸软,四肢发冷,舌淡,苔白,脉沉细。

　　诊断:慢性泄泻(脾肾阳虚型)。

　　治则:温补脾肾,升阳止泻。

　　取穴:中脘,关元,天枢,肾俞,大肠俞,上巨虚。

操作方法:

　　温针透灸法。用75％的酒精棉球局部消毒,选用0.30mm的毫针,中脘直刺25mm,大肠俞、天枢、关元、上巨虚直刺各35mm,肾俞直刺25mm,用补法,用艾灸箱透灸腹部,时间约40min,每天1次。10次为一个疗程。

　　治疗1个疗程后,患者腹痛减轻,每天腹泻次数减少,精神气色好转。上法继续治疗1个疗程,腹泻消除。1年后随访,未见复发。

　　案3.患者,女,28岁,2013年10月17日就诊,主诉:腹泻伴疼痛两天,加重半天。现病史:患者两天前与朋友逛街食冰激凌,遂骑电动车回家后出现腹泻,未做治疗,1天后排便多至10次以上,粪便量多而稀薄,排便时常伴腹鸣、肠绞痛。遂来针灸科就诊,自述平素多肢冷怕寒。刻诊:患者成蜷缩状,四肢无力,时有冷感,腹泻绞痛,纳可,眠差,舌淡苔白,脉细弱。

　　诊断:急性泄泻(寒湿困脾型)。

　　治则:祛寒除湿,温脾止泻。

　　取穴:八髎穴、大肠俞、脾俞、神阙、天枢、上巨虚、阴陵泉、三阴交。

操作方法:

　　温针透灸法。用75％的酒精棉球局部消毒,选用直径为0.30mm的毫针,八髎穴向内下斜刺各30mm,大肠俞、天枢、上巨虚、阴陵泉直刺35mm,脾俞直刺20mm,三阴交直刺25mm。同时将六段长约3cm的艾条一端点燃后,均匀置于灸箱中,将灸箱放于腹部,对上述腹部针刺部位进行艾灸30～50min。每天1次。治疗3天后,患者怕冷、腹痛等症状消失,大便次数明显减少,治疗1周后患者恢复正常,腹部温暖,痊愈。

三、治病依据

　　《灵枢》中记载:“大肠病者,肠中切痛而鸣濯濯,冬日重感于寒即泄,当脐而痛,不能久立,与胃同候,取巨虚上廉"。《针灸逢源》有"洞泄不止,取肾俞、中脘"。《丹溪心法》云:"久病大肠气泄……用艾炷如麦粒,于百会穴灸三壮"。《神灸经纶》也有:"久泄滑脱下陷,百会、脾俞、肾俞"。针灸对泄泻的治疗有显著疗效,泄泻包括西医学的诸多疾患,如急、慢性肠炎、肠结核、肠易激综合征、慢性非特异性溃疡性结肠炎等多种疾病。泄泻发生时有肠蠕动过快、胃肠黏膜分泌亢进、肠黏膜炎症渗出及肠吸收不良等表现。

艾灸可行气活血、疏通经脉,使小肠木糖吸收明显增加,明显调节胃肠运动和吸收功能;同时刺激相应穴位可以升高血清 D- 木糖含量及 C3b 受体花环率,降低 Ic 受体花环率,进而提高小肠吸收功能及红细胞免疫功能;又可刺激相应穴位可以调节肠道微生态,增加有益菌数量、减少条件致病菌数量、调节肠道微生态,从而起到止泻的作用。

四、注意事项

①泄泻严重,出现脱水现象者,应及时采取综合治疗,补充丢失的液体及电解质。②注意饮食卫生,饮食有节,进稀软、易消化的食物,切忌暴饮暴食或过食生冷油腻食品。③注意季节变化,避免腹部受寒,阳虚者更需注意。④适当锻炼身体,增强体质。根据自己的情况选择适当的运动方法,如太极拳等,以利于疾病早日痊愈。

尿 频

尿频是指 24h 排尿次数多于 8 次,多则每日排尿 20～30 次,平均排尿量每次小于 180ml,甚至每次排尿 5～20ml 不等。尿频会干扰睡眠质量,导致过度疲乏、认知减退、容易产生焦虑心理和免疫力低下,还容易发生跌倒等意外,或诱发甚至加重其他疾病(如上呼吸道感染、哮喘等),给患者的生活带来诸多麻烦,严重影响患者的健康状况和生活质量。

西医学认为尿频的病因主要可分为生理性和病理性两大类。生理性因素主要包括机体摄入水分过多;病理性因素见于泌尿系统疾病、心血管疾病及内分泌系统疾病。此外,随着年纪增大、机体衰老,肾的滤过率增加,重吸收功能减弱,导致尿量增加,而膀胱逼尿肌萎缩导致顺应性和收缩力下降,出现残余尿,且随着年纪增大,残余尿量也随之增加,使膀胱实际容量变小,两者都会导致尿频。

中医学认为本病主要责之膀胱气化无力,肾气虚衰。《素问·灵兰秘典论》篇曰:"膀胱者,州都之官,津液藏焉,气化则能出矣",阐述了膀胱在津液代谢方面的作用。膀胱可通调水道,贮藏尿液,膀胱与肾相表里,膀胱的气化功能又依赖于肾的气化,使清者上升而浊者下降。肾为先天之本,元阴元阳所藏之处,司二阴。膀胱的气化,三焦的决渎,津液的输布排泄功能均有赖肾气的温煦气化。本病和肾与膀胱有密切关系,而脾输布津液,肺通调水道,肝主疏泄,脾肺气虚,肝气郁结,亦为尿频的原因。本病分以下 2 个证型辨证。

1. 肾阳虚型　尿频,小便清长,腰背疼痛,耳鸣,偶见下肢浮肿,舌质淡,苔薄白,脉沉迟,细弱。

2. 脾肾两虚　小便频数,夜间尤多,形寒肢冷,体倦神疲,头晕,耳鸣,腰膝酸软,纳呆,便溏,舌质淡,脉缓或沉细。

一、治疗方法

本病多见虚证,用灸以扶正补虚、祛除湿气,选用透灸温针法。治疗原则:温补肾阳,培土制水。取穴以局部穴位为主,气海、关元、中极、足三里、阴陵泉、三阴交。

(一)温针透灸法

针刺:针刺穴位常规消毒后,用直径为 0.30mm 毫针,直刺气海、关元、中极25mm,足三里、阴陵泉、三阴交直刺 40mm。

透灸:把 6 段(每段长 3cm)艾条两端点燃后,均匀摆放于灸箱(灸箱尺寸:长 25cm、宽 20cm、高 17cm)内,分上下两排各放 3 段,灸箱平稳放置于以关元穴为中心的腹部,将灸箱盖打开 1cm 的缝隙,使空气进入灸箱内助艾条燃烧,用滤布覆盖灸箱顶部及箱体四周,以灸箱顶部冒出柔和、白色烟雾为度,透灸时间为 40min,灸箱内温度控制在 43 ～ 45℃,透灸过程中,要求患者感觉腹部温热舒适或有局部汗出,灸后皮肤出现潮红,或有红白相间的花斑。

(二)其他疗法

1. 电针法　取腹部中极、关元、大赫等穴或次髎、会阳等穴,选其中任何一对穴位接电极,各对穴交替使用,每日或隔日治疗 1 次,每次 15min。

2. 耳针法　取肾、膀胱、肝、脾、脑点、内分泌、皮质下。每次选 3 ～ 5 穴,毫针中等刺激,留针 30min,每日 1 次,两耳交替。也可在耳穴埋针或贴压王不留行籽。

3. 穴位注射法　取气海、关元、中极、阴陵泉、三阴交。每次选 2 ～ 3 穴,抽取维生素 B_1 注射液 2ml,维生素 B_{12} 注射液 1ml,混合,每穴每次注入 1 ～ 2ml,隔日 1 次。

二、临床案例

患者,男,71 岁,2014 年 3 月 4 日初诊,主诉:夜尿频数、尿急半年,加重 1

周。病史:患者半年前无明显诱因出现夜尿次数增多,严重影响睡眠质量,尿急、夜尿清长,大便稀溏。于3个月前在当地的省中医院就诊,口服中药治疗1个月后(具体药物不详),稍有改善,但感觉不甚理想。患者自觉近段时间怕冷明显,手脚不温,且常觉腰部酸痛、发凉,遂来针灸科就诊。刻诊:患者精神差,面色淡白,神疲乏力,尿急、小便清长,大便溏,夜尿频多,一夜5~6次,严重影响睡眠质量,兼见腰膝酸痛发凉,四肢不温,饮食减少,舌质淡,苔白滑,脉沉紧。尿常规及肾功能检查无异常。

诊断:尿频(脾肾阳虚型)。

治则:温补肾阳,培土制水。

取穴:气海、关元、中极、足三里、阴陵泉、三阴交。温针透灸法。

操作方法:

患者仰卧位,穴区皮肤用75%酒精消毒,选用直径为0.30mm毫针,直刺气海、关元、中极25mm,直刺足三里、阴陵泉、三阴交40mm。行针得气后,将灸箱平稳放置于以关元穴为中心的下腹部,透灸时间为40min,灸箱内温度控制在43~45℃,透灸过程中,患者感觉腹部温热舒适,并向腹腔透达,灸后在腹部施灸处出现红白相间的花斑。每天1次,5天为1个疗程,1个疗程后,患者精神好转,自诉小便次数减少,夜尿已由原来的每夜5~6次减少到2~3次,睡眠质量提高,腰部酸痛发凉症状消失,膝盖仍觉不温,四肢渐感温热,饮食有所增加,大便质地变稠。疗程之间休息两天。两个疗程后,患者腹部皮肤花斑面积减少,精神佳,面色转红润,夜间不再起夜,或偶尔起1次,腰背部及四肢感觉温热,膝盖也渐渐转温,嘱其注意保暖。两个月后随访,效果稳定。

三、治病依据

古代医籍并没有关于尿频相关的病名,但结合它关联的临床表现,大多数将其归属于"肾虚""遗溺""淋证"等范围内。《景岳全书》有云:"夫膀胱为藏水之府,而水之入也,由气以化水,故有气斯有水;水之出也,由水以达气,故有水始有溺,经曰:气化则能出矣……然则水中有气,气即水也;气中有水,水即气也。今凡病气虚而闭者,必以真阳下竭,元海无根,水火不交,阴阳痞隔,所以气自气,而气不化水,水自水,而水蓄不行。"《黄帝内经》曰:"膀胱不约为遗溺者,以此治膀胱虚冷,小便频数。"《素问》中提到"刺少腹,温膀胱,溺出,令人少腹满。"

西医学认为,逼尿肌不稳定性收缩,低顺应性膀胱,尿道外括约肌痉挛是尿频最根本的病理生理改变,尤其是在精神因素参与下,自主神经功能失调,引起膀胱颈、前列腺组织及包膜中丰富的 α 受体兴奋性升高,产生功能性尿道梗阻,尿频加重。而针灸可以降低尿道外括约肌痉挛程度,从而起到治疗尿频的作用。

四、注意事项

尿频的病因分为生理性和病理性。需要通过望、闻、问、切四诊合参,了解患者的症状、体征及临床表现,辨清病因。生理性尿频多为饮水量过多所致。病理性原因,如膀胱炎、尿路结石、膀胱占位性病变、精神神经性因素,应先针对原发病进行治疗,配合透灸温通经络、助阳化气效果更佳。

遗 精

遗精是指不因性生活而精液频繁遗泄的病症,又称"失精"。有梦而遗精称为"梦遗";无梦而遗精,甚至清醒时精液流出称"滑精"。临床表现:频繁遗精,或梦遗,或滑精,每周2次以上。伴见头晕目眩、神疲乏力、精神不振、腰膝酸软等。常见于西医学的男子性功能障碍、前列腺炎、神经衰弱、精囊炎及睾丸炎等疾病之中。成年未婚或已婚但无正常性生活的男子每月遗精2～4次,并无病态出现者,属生理现象。病理性的遗精可常见于神经官能症(性神经衰弱)、前列腺炎以及某些慢性疾病等。

遗精多由肾气不能固摄所致。肾为先天之本,藏精之所,水火之脏。若所求不遂,情欲妄动,沉湎房事,精脱伤肾,劳倦过度,气不摄精,饮食不节,湿浊内扰等均可使肾不固摄,精关失守而致遗精滑泄。

本病分为4个证型:心肾不交:梦中遗精,夜寐不宁,头昏头晕,耳鸣目眩,心悸易惊,神疲乏力,尿少色黄,舌尖红、苔少,脉细数。湿热下注:梦中遗精频作,尿后有精液外流,小便短黄混浊且热涩不爽,口苦烦渴,舌红、苔黄腻,脉滑数。心脾两虚:遗精常因思虑过多或劳倦而作,心悸怔忡,失眠健忘,面色萎黄,四肢倦怠,食少便溏,舌淡、苔薄,脉细弱。肾虚不固:遗精频作,甚则滑精,面色少华,头晕目眩,耳鸣,腰膝酸软,畏寒肢冷,舌淡、苔薄白,脉沉细而弱。

一、治疗方法

本病多见虚证和湿热证,灸法对于虚证、阴证、寒证效果较好,透灸温通、透达之力更强,可充分发挥艾灸的疗效,方法选用透灸温针。取穴以局部穴位为主。选关元、气海、三阴交等。心肾不交加太溪、神门滋阴降火;湿热下注加中极、阴陵泉清利湿热;心脾两虚加心俞、脾俞养心健脾;肾虚不固加肾俞、太溪补肾固精。

（一）温针透灸法

针刺:针刺穴位常规消毒后,选用直径为 0.30mm 的毫针,关元、气海直刺25mm,三阴交直刺 40mm,以得气为度。

透灸:把 6 段（每段长 3～3.5cm）艾条点燃后,均匀摆放于灸箱内,分上下两排各放 3 段,灸箱平稳放置于以关元、气海为中心的腹部,并将灸箱盖打开 1.5cm 的缝隙,使空气进入灸箱内助艾条燃烧;用 5 块 75cm×75cm 滤布覆盖灸箱顶部及箱体四周,以灸箱顶部冒出柔和、白色烟雾为度,透灸时间为40min,灸箱内温度控制在 43～45℃。透灸过程中,要求患者感觉有热感或灸感从腹部皮肤向组织深部渗透,或向远端透达、或伴有全身、局部的汗出,灸后腹部皮肤出现红白相间的花斑。

（二）其他疗法

1. **耳针法**　取内生殖器、内分泌、神门、肝、肾。每次选 2～4 穴,毫针中度刺激;或用埋针、王不留行籽贴压法。

2. **皮肤针法**　取腰骶两侧夹脊穴及足三阴经膝关节以下的腧穴。用皮肤针叩打至皮肤轻度红晕。每晚 1 次。

3. **穴位注射法**　取穴关元、中极。用维生素 B_1（或当归注射液）,每穴注入0.5～1ml,要求针感向前阴传导。

4. **穴位埋线法**　取穴关元、中极、肾俞、三阴交。每次选 2 穴,埋入肠线。每月 1～2 次。

二、临床案例

患者,男,23 岁,2012 年 5 月 6 日来诊。主诉:遗精,头部晕昏 2 年。现病史:18 岁开始手淫,2 年前出现头部昏沉,全身乏力,遗精,未及时治疗,后症状逐渐加重,每周遗精 3～4 次,至某医院就诊,服用六味地黄丸 2 个月,未见好转,严重影响工作、生活,至我科就诊。刻症:遗精频作,头部晕昏,面色少华,乏力,怕冷,易感冒,腰膝酸软,舌淡苔薄白,脉沉细无力。

诊断:遗精（肾虚不固型）。

治则:益气养血,补虚固本。

取穴:关元、气海、三阴交、太溪。温针透灸法。

操作方法：

患者取仰卧位，穴区皮肤用75％酒精消毒，选用直径为0.30mm毫针，直刺关元、气海、太溪穴25mm，直刺三阴交40mm。于腹部关元、气海处配合艾灸箱透灸操作。透灸时间为40min，灸箱内温度控制在43～45℃，透灸过程中，患者感觉热感向腹腔内渗透，额头有汗出。施灸完毕，透灸部位的皮肤潮红，并出现花斑。每天1次，5次为一个疗程。1个疗程后，患者怕冷感减轻，腰膝酸软感好转，遗精次数每周2～3次，疗程之间间隔两天。2个疗程后，头部昏沉症状好转，已无怕冷感，因工作原因要去外地，嘱其平时继续自行进行艾灸治疗，半年后患者来复诊，红光满面，述症状基本消失，已不再遗精，嘱其按时起居，不定时艾灸上述穴位，不适随诊。

三、治病依据

针灸治疗遗精的古代文献有很多，如《针灸大成》"遗精白浊，肾俞、关元、三阴交。"《类经图翼》："遗精白浊，心俞、肾俞、关元、三阴交。"《针灸逢源》："阳不起，取灸命门、肾俞、气海、然谷。"《神应经》："梦遗失精，曲泉（百壮）、中封、太冲、至阴、膈俞、脾俞、三阴交。"西医学认为，人类的生殖活动之一的射精过程，是在大脑高级神经中枢的控制下完成的。当一些因素（如不良生活习惯，不良刺激）以及神经衰弱等产生的负面影响，破坏了大脑高级中枢的稳定性，使之处于异常的兴奋状况时，在非生殖活动中产生了射精信号，导致了遗精的发生。针灸治疗本病的作用在于：针刺可通过对神经－体液调节的影响，对大脑皮质的异常兴奋产生抑制效用，从而达到治疗目的。

四、注意事项

透灸治疗遗精效果较好，可培补肾精，固摄止遗，该病治疗疗程较长，治疗前对患者给予说明，以达到预期的效果。对因器质性病变引起者，应积极治疗原发病。治疗的同时，应对患者进行心理疏导，使患者克服心理负担，也应对患者进行健康教育，使患者养成良好的生活习惯，合理膳食、按时睡觉，坚持体育锻炼等。

第二节　皮外骨伤科病症

落　枕

落枕是指急性单纯性颈项强痛,活动受限的一种病症,又称"失枕"。中医学认为本病多因睡眠姿势不当,枕头高低不适,使颈项部肌肉遭受过分牵拉发生痉挛而致;或因感受风寒,局部气血运行不畅而颈项强痛。本病多见于睡眠后。表现为颈项强痛,头颈活动受限,转动不利,向患侧倾斜,头被迫处于强制体位,重者疼痛牵及肩背,局部肌肉痉挛,压痛明显。

本病辨证以经脉辨证为主:若痛在项背,头部俯仰受限,项背部压痛明显,为督脉、太阳经病变为主;若痛在颈、臂,颈部不能左右回顾和向两侧偏斜,颈的侧部压痛明显,为少阳经病变为主。本病多见于成年人,中老年患者出现此类症状往往是颈椎病的反映,有反复发作的特点,轻者4～5日自愈,重者可延至数周不愈。

一、治疗方法

落枕起病急,症状重。若病邪在卫分,疼痛较重,用透灸刺卫法;对反复迁延难愈,病邪入于营分者,用透灸温针法。治疗以选取颈肩部阿是穴为主;若患者头部俯仰受限,项背部压痛明显者,病变以督脉、太阳经为主,可加风府、天柱、肩外俞;若患者颈、臂,颈部不能左右回顾和向两侧偏斜,颈部两侧部压痛明显者,病变以少阳经为主,可加风池、肩井。

（一）透灸刺卫法

刺卫:嘱患者活动颈肩部,选取2～5个阿是穴,穴位常规消毒后,选用直径为0.30mm的毫针,平刺30～40mm,留针30min,留针期间嘱患者活动颈肩部,疼痛多大减,将针取出。

针刺:针刺穴位常规消毒后,选用直径为0.30mm的毫针,选取2～5个阿是穴,选用直径为0.30mm的毫针,直刺30～40mm,以得气为度。

透灸:将6段长3cm的艾条一端点燃后,均匀放入艾灸箱内,将艾灸箱放在肩部针刺部位,盖好封盖,并留有缝隙使艾条充分燃烧。在灸箱外周覆盖布,阻挡烟雾逸出,使热量积聚于箱内。施灸过程中根据患者描述的温度高低,调节盖板及覆布,以保持温热而无灼痛为宜,待艾条燃尽,感觉无温热感时,将灸箱取下,将针拔出。透灸过程中,患者可感局部挛缩的肌肉逐渐放松,头可微微活动,取下灸箱后可看到局部皮肤潮红、汗出或有花斑。

（二）其他疗法

1. 拔罐　采用玻璃罐在大椎、肩井、天宗、阿是穴处拔罐，留罐 10min，每天 1 次，适用于感寒较重者。

2. 耳针贴压　取颈、颈椎、神门，用胶布粘王不留行籽按压刺激，以耳部发红发热为度，每次按 2～3min，每天按 2 次。

二、临床案例

患者，王某，男，于 2016 年 6 月来诊，主诉：左侧颈肩部疼痛 1 天。现病史：无明显诱因，昨天早上起床后，出现头不能转动，左侧颈肩部疼痛，头部被动体位向左侧偏歪，触诊：左侧疼痛处肌肉高凸，拒按。去附近诊室就诊，口服双氯芬酸钠缓释片，效果不佳，至我科就诊，刻诊见：左侧颈肩部肌肉高凸，疼痛拒按，头被动向左偏歪，不能左右旋转及低抬头，舌苔薄白，脉浮紧。

诊断：落枕。

治则：舒筋通络，温经散寒。

取穴：颈肩部阿是穴。采用透灸刺卫法。

操作方法：

先用消毒棉球蘸 75％ 酒精局部消毒，后选用 28 号 1 寸毫针，在颈肩部找 3～5 个阿是穴，平刺 0.5～0.8 寸；然后采用艾灸箱透灸以上诸穴，时间约 50min。透灸结束，去掉灸箱，患者感局部肌肉已不紧张，嘱患者带针活动颈肩部，疼痛大减，脖子可以旋转及低仰头，第二天复诊一次，诸症皆除，痊愈。

三、治病依据

落枕多由感受风寒时邪所致，艾灸有温经散寒，祛风通络之功，《医学入门》载："药之不及，针之不到，必须灸之"。艾灸可温经通络，治疗本病的同时能增强机体抵抗力，有较好的远期治疗效果。

西医学认为针灸可以调动内源性镇痛系统，促进内源性类阿片肽的分泌，达到镇痛作用；另一方面可改善患处的血液循环，加快新陈代谢，有助于局部瘀血及渗出物的吸收和清除，减少各种致痛物质对局部组织及神经的刺激，从而有利于损伤组织的康复。

四、注意事项

在治疗时应嘱病人:①选择合适的枕头,理想的枕头是能支撑颈椎的生理曲线,竹席太凉,最好不用。②平时工作学习颈椎需保持正确的姿势,最佳工作姿势是颈部保持正直,头微微地前倾,不扭转、倾斜;头不宜靠在床头或沙发上看书、看电视;工作 1h 左右进行休息锻炼,活动颈肩部或自我按摩颈肩部。③避免风寒等外邪的侵袭,以免二次受凉。在秋冬季节,最好穿高领衣服;夏季,在室内,空调温度不宜太低。④避免外力损伤,乘坐交通工具时,如遇急刹车头部向前冲,会发生"挥鞭样"损伤,因此,要注意保护自己,坐车时不要打瞌睡,同时适当地扭转身体,侧面向前。

颈椎病

颈椎病是指颈椎间盘受到劳损、感受风寒湿邪、咽喉感染等外因刺激,导致颈部动力和静力平衡失调,使颈部肌肉、神经、脊髓、血管受累而产生一系列临床症状和体征的综合征。

中医学认为本病的发生与伏案工作、外伤、风寒侵袭、肝肾亏虚等相关。风寒痹阻型颈椎病多因久卧湿地或夜寐受寒引起,以颈项僵痛,肩臂酸楚为主;劳伤血瘀型多在外伤后出现颈项、肩臂疼痛,手指麻木,且劳累后加重;肝肾亏虚型除颈项肩臂疼痛外,多伴有头晕耳鸣,腰膝酸软,遗精、月经不调等症状。

本病分为 5 个证型。风寒湿型主要表现为颈、肩、上肢串痛麻木,以痛为主,头有沉重感,颈部僵硬,活动不利,恶寒畏风,舌淡红,苔薄白,脉弦紧。气滞血瘀型主要表现为颈肩部、上肢刺痛,痛处固定,伴有肢体麻木,舌质黯,脉弦。痰湿阻络型主要表现为头晕目眩,头重如裹,四肢麻木不仁,纳呆,舌黯红,苔厚腻,脉弦滑。肝肾不足型主要表现为眩晕头痛,耳鸣耳聋,失眠多梦,肢体麻木,面红目赤,舌红少津,脉弦。气血亏虚型主要表现为头晕目眩,面色苍白,心悸气短,四肢麻木,倦怠乏力,舌淡苔少,脉细弱。

西医认为本病是由于颈椎间盘退行性病变,颈椎骨质增生以及颈部挫伤等原因引起脊椎内外平衡失调,刺激或压迫神经根、椎动脉、脊髓或交感神经而引起的一组综合征。它是由于颈部感受风寒、外伤、老化及劳损(如反复落枕、睡眠姿势不当、工作时姿势不当或长时间单一姿势等)和代谢失常等因素所导致的颈椎生理曲度改变和颈椎间盘、关节、韧带等组织的退行性变化,出现关节间松弛、骨质增生、韧带骨化,因而刺激和(或)压迫了颈神经根、脊髓、椎动脉和颈部的交感神经组织而出现的一组症状繁杂、影响广泛的综合征。

一、治疗方法

颈椎病的治疗以舒筋骨、通经络,改善局部筋肉的气血循环为主。颈椎病初期,风寒湿邪在表,治疗重在散寒除湿,调和营卫,用透灸温针法;若患病时间较长或邪气阻滞筋脉,重在活血祛瘀,通经止痛,用透灸刺营法;颈椎病肝肾不足,气血亏虚,重在温补肾阳,调理气血,用透灸温针法。选穴以局部腧穴为主(如风府、风池、天柱、大椎、颈肩部阿是穴)。如风寒痹阻配风门、肺俞;劳伤血瘀配膈俞、合谷;肝肾亏虚配肝俞、肾俞;手指麻木配少海、手三里;头晕头痛配百会、太阳。

(一)透灸刺营法

1. 针刺　患者取俯卧位,充分暴露颈部及肩部。选取颈部阿是穴、风府、风池、大椎、天柱,常规消毒后,选用直径为 0.30mm 的毫针,直刺 1 寸,得气后用泻法或平补平泻法。

2. 透灸　将 6 段 2.5cm 长的艾条,点燃后均匀放入艾灸箱中,将艾灸箱放置在患者的颈部,盖上盖子,艾灸箱上加盖滤烟布;当艾条燃尽后,患者感觉不热时,取下灸箱和针具,要求有均匀的潮红、汗出。

3. 刺营　在透灸温针结束后,在颈肩部痛点及反应点用三棱针或一次性采血针点刺,用火罐把瘀血拔出。用于气滞血瘀、痰湿阻络型颈椎病。

(二)其他疗法

1. 拔罐法　在颈项病变局部吸拔火罐,适用于项痹初期,风寒在表之证。

2. 耳针法　取患侧颈椎、皮质下、肩枕。毫针刺并嘱患者活动项部;或用揿针埋藏;或用王不留行籽贴压。

3. 筋针法　在痛处的浅层,采用筋针疗法,平刺进针,使患者带针活动,随痛处的改变,变换针尖方向。

二、临床案例

案 1. 患者,男,刘某,40 岁,于 2015 年 5 月 7 日就诊,主诉:颈项部疼痛 1 年,伴加重 1 月。病史:1 年前患者因工作劳累致颈项部疼痛,疼痛呈阵发性,曾做推拿治疗,效果不理想,1 月前因劳累后受凉,疼痛加重,痛无定处,遂至我科就诊。查体:颈椎 CT 示:颈椎生理曲度变直,C_{5-6} 椎间盘突出,C_{4-5}、C_{3-4} 椎间盘膨出,颈椎骨质退行性变。患者颈项部皮色未变,触之稍凉,颈项部有明显压痛,活动受限。刻诊:面色少华,畏寒喜暖,纳可,眠可,舌淡苔白,脉缓。

诊断:颈椎病(风寒湿型)。

治则:祛风散寒,活血通络。

取穴:天柱、大杼、大椎、肩井、阿是穴。

操作方法:

上述穴位常规消毒后,选用直径 0.30mm 毫针直刺进针 1 寸,平补平泻,留针 40min。在针刺的同时,将 6 段 2.5cm 长的艾条,点燃后放入艾灸箱,将艾灸箱放置在针刺处,用盖子和滤烟布封盖艾灸箱,温度控制在 43℃左右。施灸过后,皮肤潮红汗出。在大椎、肩井、背俞穴,用中号玻璃罐闪火拔罐,留罐 10min。用此法治疗 2 周,症状改善,基本治愈。

案 2. 患者,女,赵某,56 岁,于 2016 年 4 月 10 日就诊,主诉:颈部酸困 10 年,加重 1 周。病史:患者长期伏案,颈部酸困 10 年,伴头晕、乏力。严重时眩晕欲扑,恶心欲呕。10 年前于澡堂仆倒,刻时清醒,经推拿按摩手法治疗后病情缓解。此后,每至病情加重时选择针灸、推拿缓解症状。近 1 周头晕、恶心加重,在家门口诊所针刺颈部穴位后症状有所缓解,为接受正规治疗遂来我科。查体:X 线片检查示:颈部生理曲度变直;3、4、5 椎间盘膨出;5、6 椎间盘左后突出;椎体紊乱。刻诊:面色少华,神疲乏力,颈部酸困,左右旋转、低头时头晕、恶心,纳可,眠差,大小便正常。舌紫黯,脉沉缓。

诊断:颈椎病(气血亏虚型)。

治则:温经扶正,调气活血。

取穴:风池、大椎、阿是穴。

操作方法:

温针透灸法。风池、风府向下颌方向缓慢刺入 1.0 寸,颈部阿是穴直刺 0.8 寸,大椎向上斜刺 1.0 寸。将 6 段长约 3cm 的艾条一端点燃后,均匀地放入灸箱内,再将灸箱平稳放于患者颈部,顶盖留出约 1cm 的缝隙,用棉布覆盖于灸箱顶部及四周,施灸 40min,温度控制在 43℃左右,使热感向组织深部渗透,每天 1 次。首次治疗后,患者头晕、恶心减轻,守方治疗 3 次后睡眠改善,面色、精神有所好转;第 4 次治疗灸后颈部见微小汗珠,患者自觉灸热深达组织内部、全身微微汗出,颈部酸困明显好转,乏力感减轻。

案 3. 患者,女,梅某,56 岁,2013 年 6 月 25 日就诊,主诉:右侧颈肩部疼痛伴手麻两年,加重半年。病史:两年前,患者无明显原因出现颈部不适,偶有肩部疼痛,手指发麻,于当地社区门诊间断做推拿、牵引等治疗,症状减轻,但病情反复。近半年来,上诉症状加重,遂来我科就诊。查体:CT、MRI 提示:颈椎生理曲度变直,C_{5-6} 椎间盘突出,C_{4-5}、C_{3-4} 椎间盘膨出,颈椎骨质退行性变。刻诊:颈部僵硬,右肩背部疼痛,不能平卧,右手拇指、食指麻木,纳可,眠差,二便调。

　　诊断:颈椎病(气滞血瘀型)。

　　治则:舒筋骨,通经络。

　　取穴:颈肩部阿是穴、天柱、风府、风池、大椎。

操作方法:

　　透灸刺营法。用 75％的酒精棉球局部消毒,选用 28 号毫针,斜刺颈肩部阿是穴、天柱 1 寸,风池、风府向下颌方向缓慢刺入 1 寸,大椎向上斜刺 1 寸。同时透灸颈肩部 40min。透灸结束后,在肩背部刺络放血,用 75％的酒精棉球在肩背部阿是穴消毒,用三棱针散刺 3～5 次,迅速拔上火罐,留罐 10min。拔出瘀血。起罐后,用 75％的酒精棉球清理血迹。治疗 4 天后,患者肩背部疼痛减轻,手指麻木减轻。治疗 1 周后复诊,患者自诉颈部僵硬消失,肩背部疼痛减轻,但仍疼痛,手指拇指麻木消失,食指仍有麻木。上法继续施治 5 天,除食指略有麻木外,余症消失。3 个月后随访,未复发。

三、治病依据

　　颈椎病是临床常见病,与年龄,坐姿不当,长时间使用电脑,颈部肌肉疲劳,感受寒冷等多种因素有关,病位在筋肉,针灸可改善颈部肌群的血液循环,使颈部肌群得以濡养,恢复肌肉的弹性,有效调节颈部的紧张度。主要选取局部穴位。风池、肩井为足少阳经穴,同为足少阳与阳维脉交会穴,阳维主一身之表,维系六阳经经气,风池为祛风之要穴,有疏利颈部关节的作用,故《针灸甲乙经》曰:"颈项不得顾……风池主之。"《针灸大成》记载:"风池能治颈项如拔,痛不得顾";大椎是督脉穴,为诸阳之会,能激发诸阳经经气,通阳活络;天柱因穴位于颈项部而得名,为足太阳膀胱经穴,膀胱与肾相表里,肾主骨生髓通脑,有上连下贯的作用,既能益气升清,又有滋水涵木、通经活络的作用,是治疗颈项疾病的要穴。针刺治疗颈椎病可明显改善症状。治疗以通经活络为大法,针灸并用,共奏温经扶正,舒筋通络之效。

四、注意事项

①有颈椎病症状的患者,应当减少工作量,适当休息。症状较重、发作频繁者,应当停止工作,绝对休息。②颈椎病患者在工作中应该避免长时间吹空调,电风扇。由于颈椎病的发病是多种因素共同作用的结果,寒冷和潮湿容易加重颈椎病的症状。应当尽量减少在气温过低或者寒冷潮湿的条件下长期低头伏案工作的时间,以防止颈椎病症状的出现,或者颈椎病诱发颈肩背部酸痛的症状。③颈椎病患者应当避免参加重体力劳动,提取重物等,平常应当注意保护颈部,防止其受伤。上肢应该避免提取重物,当上肢提重物时,力量可以经过悬吊上肢的肌肉传递到颈椎,从而使颈椎受到牵拉,增加了颈椎之间的相互压力。

肩周炎

肩周炎是以肩关节疼痛和活动不便为主要症状的病症,又称肩关节周围炎,俗称冻结肩、五十肩,中医称之为漏肩风。肩关节可有广泛压痛,并向颈部及肘部放射,还可出现不同程度的三角肌萎缩,中医学认为本病的发生与气血不足,外感风寒湿邪及闪挫劳伤有关。

若年老体虚肝肾亏虚,气血不足则筋失所养,血虚生痛,日久筋骨、筋脉拘急而不用;若久居湿地,风雨露宿,夜寐露肩当风,以致风寒湿邪客于血脉筋肉,血行不畅而脉络拘急疼痛,寒湿之邪淫溢于筋肉,则痿而不用;若外伤筋骨或劳累过度,筋脉受损,瘀血内阻,脉络不通,不通则痛,日久筋脉失养,则拘急不用。临床多表现为肩周疼痛,夜间为甚,常因天气变化及劳累而诱发,肩关节活动功能障碍,肩部肌肉萎缩,肩前、后、外侧均有压痛,外展功能受限明显,可出现典型的"扛肩"现象,本病可分以下3个证型:

风寒湿型:肩部怕风畏寒,遇寒痛增,得热痛减,肩部有僵硬及沉重感,舌苔薄白或滑腻,舌质淡,脉弦紧或弦沉而滑。气血亏虚型:肩部疼痛而有酸麻感,劳累后疼痛加重,素有气短少言、心悸、四肢乏力、失眠多梦,可伴有头晕目眩,舌质淡,苔白且少,脉细弱无力。气血瘀滞型:肩周围疼痛明显、局部水肿怕碰,疼痛在夜晚加重,舌质晦黯,可以见到瘀点或有瘀斑,脉弦涩或细。

本病的好发年龄在50岁左右,女性发病率略高于男性,多见于体力活动者,病程久者可见骨质疏松。如得不到有效的治疗,有可能严重影响肩关节的功能活动。

一、治疗方法

以阿是穴、肩髃、肩髎、肩贞局部腧穴为主,根据辨证循经配穴,以肩前外侧疼痛为主,配手阳明经三间;若以肩后外侧疼痛为主,配手少阳经中渚;若以肩后侧疼痛为主,配手太阳经后溪;若以肩前疼痛为主,配手太阴经尺泽。

(一)温针透灸法

针刺:针刺穴位常规消毒后,选用直径为 0.30mm 的毫针,直刺肩髃、肩髎、肩贞 30～40mm,阿是穴根据部位直刺 30～40mm,使局部有酸胀感,得气为度。

透灸:将 6 段长 3cm 的艾条一端点燃后,均匀放入艾灸箱内,将艾灸箱放在肩部针刺部位,盖好封盖,留缝隙,使艾条充分燃烧。在灸箱外周覆盖布,使烟雾不能直接逸出,使热量积聚于箱内。当移开封盖使缝隙增大或减少覆布层数时,可使火力增大、温度升高;关闭封盖或增加覆布时,可使火力变小、温度降低。施灸过程中根据患者描述的温度高低,调节盖板及覆布,以保持温热而无灼痛为宜,待艾条燃尽,患者感觉无温热感时,将灸箱取下,去针。

在施灸时,要求施灸 10min,就能让患者感到温热、进而达到舒适,并将舒适温度(约 43℃)维持 20min 以上。病症首先感觉到局部温热舒适,随着舒适期的持续,出现灸感向深部透达。灸后局部出现均匀的潮红、汗出、花斑。

(二)其他疗法

1. 拔罐法　采用玻璃罐在肩部三阳经腧穴部位拔罐,留罐 10min,每日 1 次,用于疼痛明显的病人。

2. 刺络法　用三棱针在肩部压痛点点刺 3～5 下,然后迅速拔上火罐,每次选 2～3 穴,每周拔 2～3 次,用于久治不效的患者。

3. 刺卫法　用于局部疼痛明显的患者。

二、临床案例

案 1. 患者王某,女,于 2015 年 3 月 23 日来诊,主诉:左上肢活动受限 3 个月,伴颈肩部疼痛 1 周。现病史:3 个月前患者劳累受凉后,出现左上肢活动障碍,未到医院进行治疗,近 1 周来,无明显诱因,患者症状加重,颈肩部出现疼痛,夜间尤重不得入睡,遂来就诊,刻诊:患者颈肩部疼痛难忍,左上肢活动障碍,前屈 70°,后伸 5°,内收 45°,外展 60°,外展活动时左腋下至腰部牵拉感明显,苔薄白,脉弦紧。

诊断:肩周炎(风寒湿型)。

治则:散寒祛瘀,通经止痛。

取穴:肩髃、肩髎、肩贞、臂臑、曲池、手三里、外关、合谷。采用温针透灸法。

操作方法:

先用消毒棉球蘸 75% 酒精局部消毒,选用直径为 0.30mm 毫针,直刺肩髃、肩髎、肩贞 1.2 寸,臂臑直刺 1 寸,曲池直刺 1.2 寸,手三里直刺 0.8 寸,外关、合谷直刺 0.6 寸,然后采用艾灸箱透灸肩关节部位腧穴,时间约 50min,5 天为 1 个疗程。1 周后(2015 年 4 月 30 日)复诊,患者颈肩部疼痛感减轻,左腋下已无牵拉感,功能活动度为前屈 90 度,后伸 15 度,内收 45°,外展 90°;二周后(2016 年 4 月 6 日)复诊,功能活动度前屈 120°,后伸 40°,内收 60°,外展 120°,患者基本生活已能自理,嘱其继续治疗 1 个疗程巩固疗效,2015 年 4 月 13 日复诊,患者已无疼痛,功能活动度恢复正常,诸症皆除。

案 2. 闫某,女,72 岁。于 2016 年 5 月 17 日就诊。主诉:右肩关节周围疼痛 6 年。现病史:患者年老体虚,6 年前无明显诱因出现右肩关节疼痛,其间以贴敷舒筋通络类膏药缓解症状,近日接触针灸,感其疗效明显,遂来我科就诊。刻诊:右肩前疼痛牵引上臂痛,抬手伸臂困难,不能自主完成夹菜等简单动作,影响正常的生活活动。平素气短乏力、失眠纳少,舌质淡,苔少,脉细弱。

诊断:肩周炎(气血亏虚型)。

治则:补气养血,通络止痛。

取穴:肩髃、肩髎、臂臑、阿是穴、足三里、气海。采用温针透灸法。

操作方法:

患者取仰卧位,先用消毒棉球蘸 75% 酒精局部消毒上述穴位,选用 28 号毫针,肩髃、肩髎、臂臑向肩关节直刺 1.2 寸,阿是穴根据部位直刺 0.5～1 寸,足三里、气海直刺 1.3 寸,留针同时用艾灸箱透灸肩关节部位腧穴,时间约 50min。一次治疗后患者即觉疼痛明显缓解,第三次治疗后,前臂疼痛感消失,可完成伸手夹菜等动作,之后每次治疗,症状逐步减轻,5 天为 1 个疗程,共治 2 个疗程,患者痊愈。

案 3. 时某,女,54 岁,于 2016 年 6 月 6 日就诊。主诉:左侧肩部疼痛,活动受限 4 个月。现病史:4 月前患者骑电动车摔倒后,出现左侧肩膀疼痛,肩部不适,活动受限,到医院就诊,DR 示:无明显异常,以"肩关节挫伤"为诊断,进行住院治疗,经治疗病情缓解,仍遗留肩部疼痛,关节活动受限。刻诊见:患者肩部疼痛,不能前屈或外展动作受限,且疼痛加重,舌质晦黯且有瘀斑,脉弦涩。

诊断:肩周炎(瘀滞型)。

治则:通经活血,祛瘀通络。

取穴:肩髃、肩髎、肩贞、臂臑、阿是穴、血海。采用温针透灸法。

操作方法:

　　先用消毒棉球蘸75％酒精局部消毒,选用28号毫针,肩髃、肩髎、肩贞、臂臑向肩关节直刺1.2寸,血海直刺0.8寸;然后采用艾灸箱透灸肩关节部位腧穴,时间约50min。透灸结束后,在阿是穴进行刺络拔罐治疗,找到压痛明显的地方,用三棱针点刺3～5下,然后迅速拔上火罐,可见紫黑色瘀血,治疗结束,患者肩部疼痛减轻,刺络拔罐每周2次。1周后(2016年6月13日)复诊,患者述肩部疼痛大减,功能活动也有所恢复,2周后(2016年6月20日)复诊,患者疼痛,功能活动好转,诸症皆除。

三、治病依据

宋代王执中《针灸资生经》记载:"背疼……予尝于膏肓穴之侧,去脊四寸微痛,按之则痛甚,漫以小艾灶灸三壮即不痛,它日复连肩上痛,却灸有痛处愈,方知千金方之阿是穴犹信云"。

西医学认为肩周炎是以发生于肩关节周围软组织的无菌性炎症为病理基础,表现为肩部疼痛和肩关节运动功能障碍症候群的一种疾病,局部充血和水肿引起肌痉挛疼痛,而艾灸既可以解热止痛,还有较好的抗炎抗免疫作用,能增强和调节机体的细胞免疫和体液免疫,促进和诱生体内重要的淋巴因子Ⅱ及干扰素等分泌;通过针灸提高人体免疫防卫能力,补益元气、扶正祛邪,使免疫系统的功能趋向正常,抵抗和减弱各种致衰老因素的影响,从而起到强身健体作用,使疾病痊愈。

四、注意事项

在治疗时应嘱患者:①避免过度劳累,避免提重物。②要加强身体各关节的活动和户外锻炼,增强正气,但要避免过度运动影响治疗效果。③避免受风寒及久居潮湿之地,注意肩关节局部保暖,随气候变化随时增减衣服。④老年人要加强营养,补充钙质,如喝牛奶、骨头汤等,或口服钙剂。⑤平素做肩关节热敷时不要烫伤局部。

腰　痛

腰痛是指由于腰部受损,气血运行失调,脉络拘急,或肾虚腰府失养所引起的以腰部一侧或两侧或正中发生疼痛为主要症状的一类病症。腰痛发病率高、致病因素较为复杂,往往非一独立疾病,而是一种综合性症候群,可表现为一侧或两侧腰部疼痛或合并腿痛,多见于腰部软组织损伤、肌肉风湿以及脊柱病变等,除外内脏疾病,临床上以腰肌劳损、腰肌筋膜炎、腰椎间盘突出症为多。

中医学认为腰为肾之府,肾经循行“贯脊属肾”。腰痛之病因,多由感受风寒或久居寒冷湿地,涉水冒寒,风寒水湿之邪浸渍经络,经络阻滞,气血运行不畅,发为腰痛;腰肌劳损,多因劳累过度,闪挫跌仆,经筋络脉受损,或因各种原因引起体位不正,都可致气滞血瘀,脉络受阻,发生腰痛。亦有素体禀赋不足,或年老精血亏衰,或房劳伤肾,精气耗损,肾气虚惫,发为腰痛。

西医学认为腰痛是一种由多种疾病引起的证候,如腰部的肌肉、韧带和关节发生损伤或病变,任何原因导致的姿势失衡和某些内脏疾病都可引起腰痛。如退行性病变、外伤及劳损性腰痛、风湿免疫性病、先天性畸形、感染性腰痛、脊柱肿瘤、代谢性疾病、脏器源性腰痛、心理或精神性腰痛。本病分为3个证型。

寒湿腰痛:腰部有受寒史,天气变化或阴雨风冷时加重,腰部冷痛重着、酸麻,或拘挛不可俯仰,或疼痛连及下肢。

瘀血腰痛:腰部有劳损或陈伤史,晨起、劳累、久坐时加重,腰部两侧肌肉触之有僵硬感,痛处固定不移。

肾虚腰痛:起病缓慢,腰部隐隐作痛(以酸痛为主),乏力易倦,脉细。

一、治疗方法

临床上不同证型的腰痛,因其病因及病情轻重程度不同,治疗方法有所差别。寒湿腰痛重在祛风除湿,调和营卫,选用透灸温针法加拔火罐;瘀血腰痛重在活血祛瘀,通经止痛,选用透灸刺营法;肾虚腰痛重在温补肾阳,疏通经络,选用透灸温针法。

选穴以局部腧穴为主,如肾俞、命门、大肠俞、阿是穴。腰部有寒湿史,天气变化或阴雨风冷时加重,拘挛俯仰困难的,可加腰阳关;若腰部有劳伤或陈伤史、劳累、晨起、久坐加重,腰部两侧肌肉触之有僵硬感,痛处固定不移的,可加膈俞;也可配合委中刺络放血;若腰部疼痛,重著而热,暑湿阴雨天气疼痛加重,活动后减轻,身体困重者,可配合中药,化湿健脾。

(一)透灸刺营法

针刺:针刺穴位常规消毒后,选用直径为0.30mm的毫针,肾俞、命门各直刺30mm、大肠俞、阿是穴直刺30～40mm,以得气为度。

透灸:将6段长3cm的艾条一端点燃后,均匀放入艾灸箱内,将艾灸箱放在腰部针刺部位,盖好封盖,并留有缝隙,让艾条充分燃烧。在灸箱外周覆盖布,阻挡烟雾逸出,使热量积聚在箱内。当移开封盖,缝隙增大,或减少覆布层数时,火力增大、温度升高;关闭封盖或增加覆布,可使火力变小、温度降低。施灸过程中根据患者描述的温度高低,灵活调节盖板及覆布,以保持温热而无灼痛为宜,待艾条燃尽,自觉温热感下降时将灸箱取下,将针拔出。要求施灸10min时,患者能感到温热、有舒适感,透灸要求将舒适温度期(约43℃)维持在20min以上。患者在施灸过程中,首先感觉到局部的温热,进而感到舒适,并在此期出现灸感向背部、臀部甚至下肢部透达,或向腹部深层渗透。局部可出现肌肉的跳动、瞤动,或局部有舒适感、胀痛感、沉重感、痒感,甚至全身汗出等。灸后局部出现均匀的潮红、汗出、花斑。

刺营:在温针透灸操作后,在腰部走罐,在痛点及反应点用三棱针(或一次性采血针)快速点刺3～5次,用火罐(或抽气罐)把瘀血吸出,出5～20ml深红色瘀血,适用于瘀血腰痛。

(二)其他疗法

1. 拔罐法 在腰痛局部吸拔火罐,适用于腰痛初期,风寒在表之证。

2. 刺血法 在腰痛局部用三棱针、皮肤针(或一次性采血针)浅刺出血,并加拔火罐。适用于寒湿腰痛和瘀血腰痛,也可在委中附近,寻找瘀络处,点刺出血。

3. 耳针法 取患侧腰骶椎、肾、神门。毫针刺,并嘱患者活动腰部;或用揿针埋藏;或用王不留行籽贴压。

4. 穴位注射 取地塞米松5ml和普鲁卡因2ml混合液于痛点注射,每穴0.5～1ml。每天1次。

5. 筋针 在患侧或两侧腰部肌肉处寻找压痛点、筋结点或痛减点即筋穴,以0.30×30mm或40mm筋针,在上述筋穴常规消毒后进针,沿皮下向上、下或向棘突方向纵刺或横刺25～35mm,嘱患者活动腰部,以疼痛减轻或消失为准。留针20min,隔日1次,5次为1个疗程。

二、临床案例

案1. 患者,男,49岁,2015年6月18日就诊。主诉:腰部右侧酸困3年。病史:患者为煤矿工人,3年前无明原因出现腰部酸困,未给予治疗,最近劳累后加重,至我科就诊。查体:患者腰椎生理曲度过直,腰部酸困,L_4、L_5棘突下及右侧膀胱经第1侧线上压痛。刻诊:患者腰部酸困,冬天及阴雨天症状加重,身体困重,沉重,舌红,苔白腻,脉沉而迟缓。

诊断:腰痛(寒湿型)。

治则:温经散寒除湿,通调卫气。

取穴:肾俞、气海俞、大肠俞、关元俞、命门、L_3棘突下、腰阳关、十七椎下。温针透灸法。

操作方法:

针刺穴位常规消毒后,选用直径为0.30mm毫针,气海俞、大肠俞、关元俞直刺进针1.2寸,肾俞针刺0.8寸,命门、L_3棘突下、腰阳关直刺1寸,均行平补平泻手法。留针的同时在腰部施以艾灸箱透灸,施灸过程中,患者感觉腰部发热、温热感逐渐从腰部表面向腹腔内透达,患者感觉整个透灸过程舒适,时间为60min,治疗结束时,将灸箱取下时,患者腰部局部皮肤潮红、汗出,及少量花斑。施灸后,在腰部拔火罐,以助祛除寒湿,疏经通络,左侧及肾俞穴部位罐印呈淡白色。治疗结束,当时患者说腰部轻松,病好大半。治疗每天1次,第3天复诊,患者诉腰部酸困感好转,患者症状和体征明显改善。5天为1个疗程,拔罐为隔日一次,考虑该患者病程较长,嘱其继续治疗1个疗程,防止复发,平素避免劳累受凉。

案2. 患者,女,42岁,2015年8月27日就诊,主诉:腰部酸困3年,加重1月。现病史:患者3年前无明显诱因,出现腰部酸困疼痛,未经系统治疗,遗留局部酸困感,最近劳累后加重,至我科就诊。查体:患者腰椎生理曲度过屈,呈"凹形",腰部肌肉痉挛、酸困,L_4、L_5、S_1棘突下及两侧膀胱经第一、二侧线上压痛。刻诊:患者腰部皮肤苍白,左侧疼痛,舌红苔薄白,脉沉细。

诊断:腰痛(肾阳虚)。

治则:温补肾阳,通络止痛。

取穴:肾俞、气海俞、大肠俞、命门、L_3棘突下、腰阳关。

操作方法：

　　温针透灸法。针刺穴位常规消毒后，选用直径为0.30mm毫针，气海俞、大肠俞直刺进针1.2寸，肾俞针刺0.8寸，命门、L_3棘突下、腰阳关直刺1寸，均行平补平泻手法，然后在以上穴位处施以灸箱透灸。透灸过程中，患者感觉温热感逐步增强，并向腹腔渗透，患者有轻松及舒适感觉。灸后，在施灸处有少量花斑出现，患者有汗出，时间为60min，当时患者不适减轻大半。治疗每天1次，第3天复诊，患者腰部酸困感缓解，5天为1个疗程。连续1个疗程治疗后，患者症状和体征明显改善，并巩固治疗1个疗程防止复发。

　　案3. 患者，女，40岁，于2015年5月25日就诊。主诉：左侧腰部酸困1年，加重1周。现病史：患者1年前开会久坐后，出现左侧腰部酸困疼痛，经治疗未恢复，最近劳累后加重，至我科就诊。查体：患者腰椎生理曲度过屈，呈"凹形"，腰部左侧肌肉痉挛、酸困，L_3、L_4、L_5棘突下及左侧膀胱经第一、二侧线上压痛。刻诊：患者腰部皮肤紫黯，左侧疼痛，舌红，苔白腻，脉细涩。

　　诊断：腰痛（瘀血型）。

　　治则：活血祛瘀，通经止痛。

　　取穴：肾俞、气海俞、大肠俞、命门、L_3棘突下、腰阳关、左侧压痛点。

操作方法：

　　透灸刺营法。针刺穴位常规消毒后，选用直径为0.30mm毫针，气海俞、大肠俞直刺进针1.2寸，肾俞针刺0.8寸，命门、L_3棘突下、腰阳关直刺1寸，均行平补平泻手法。然后在以上穴位处施以艾灸箱透灸法，透灸过程中，患者整体感觉舒适，温热感逐渐向腹腔内透达，额头有汗出。透灸后，施灸部位皮肤潮红并有花斑出现，时间为60min。然后在腰部走罐，在痛点及反应点用三棱针或一次性采血针进行点刺，用火罐或者抽气管把血吸出。每日1次，5日为1个疗程，其中，刺血隔5天进行1次。第3天复诊，患者腰部酸困感缓解，继续以上方法治疗。并嘱患者避免劳累受凉，连续1个疗程治疗后，患者症状和体征明显改善，继续治疗1个疗程防止复发。

三、治病依据

古代记载有关针灸治疗腰痛的文献有很多,《素问·缪刺论》篇:"邪客于足少阳之络,令人留于枢中痛,髀不可举,刺枢中以毫针,寒则久留针。"《针灸摘英集》:"寒湿腰痛,灸腰俞;闪着腰痛及本脏气虚,针气海。"《针灸大全》:"肾虚腰痛,举动艰难,取足临泣、肾俞、脊中、委中。"针灸对腰痛有独特、显著的疗效,腰痛包括西医学的诸多疾患,如急性腰扭伤、腰肌劳损、腰椎骨关节病、腰部神经受损,以及相关内脏病变(如肾炎、泌尿系结石、妇科病)等。其作用机制多认为:针灸产生的信号,通过神经传导,在神经系统内与疼痛信号产生整合,提高了患处的痛阈;针灸对神经 - 体液调节的作用,激活了体内的内源性镇痛调制系统,产生了止痛作用;针灸调节了患处的肌肉紧张状态,缓解了神经受压的程度,扩张了局部毛细血管,改善了局部微循环,促进了患处的新陈代谢,减少了患处产生疼痛的物质基础,达到了止痛效用。

四、注意事项

①透灸对临床多数腰痛效果较好,对寒湿、劳损腰痛可配合拔火罐,对脊椎退化病变,通过透灸治疗可控制和缓解症状。但应注意某些原因导致的腰痛并非透灸的适应证,如脊椎结核,可发生于任何年龄,可伴午后潮热、盗汗、疲劳、食欲缺乏、消瘦等,腰痛持续,并逐渐加重,治疗不当可致截瘫。腰椎肿瘤,无论是原发还是继发者,可引起腰痛持续加重,逐渐出现进行性下肢感觉和运动障碍,二便失禁等。对于内脏病引起的腰痛者,虽透灸可改善症状,但也应明确诊断,使治疗更有针对性。②腰痛患者科学地安排好休息、起居,及采取某些简便自我保健方法配合治疗,可提高针灸疗效。如在医生指导下进行自我揉擦患部、开展家庭牵引法、使用某些普及型理疗器械等。

膝骨关节炎

膝骨关节炎是由于风寒湿邪乘虚侵袭膝关节,阻滞经络气血,引起以局部疼痛,活动障碍为主的病症。多见于中老年人,又称增生性膝关节炎、肥大性膝关节炎、软骨软化性膝关节病。西医学认为膝骨关节炎是由滑膜关节退变引起的以膝关节疼痛、肿胀、僵硬及活动受限等为主要特征的骨关节退行性病变,轻者可在活动时出现偶发性关节僵硬和间断性疼痛,重者表现为持续的严重膝痛和膝关节活动受限,更严重则会出现跛行和膝关节不稳,最终可导致膝关节功能丧失,严重影响中老年患者的正常工作和生活。

本病属中医"痹证"范畴。中医学认为本病发生的内因是正气不足，外因是风、寒、湿、热等邪气侵袭机体。主要表现为膝关节的疼痛、肿胀、重着，重者不能下蹲和走路；严重者会引起关节畸形，残疾等。本病分以下3个证型：

肾虚髓亏型：膝关节疼痛隐隐、腰膝酸软、四肢乏力，俯仰转侧不利，伴头晕，耳鸣，舌质淡红苔薄白，脉细弱。风寒湿型：膝关节疼痛、重着，遇寒则重，得热痛减，昼轻夜重，关节屈伸不利、呈游走性型疼痛，舌淡苔白，脉浮或濡细。瘀血阻络型：患者膝关节畸形，病程日久，活动不利，局部肿胀，疼痛拒按，痛点固定，舌质紫黯，脉涩。

膝骨关节炎的发病大多与年龄、性别、肥胖、职业、遗传及关节负荷过度关系密切，是多因素共同作用的结果，以软骨退变、骨质增生、滑膜炎症水肿肥厚为主要病理改变。本病好发于中老年人群，女性患病率高于男性；农村患病率高于城市；体力劳动者发病率大于脑力劳动者；随着我国社会的人口老龄化增长趋势，膝骨关节炎的发病率也呈增长趋势。

一、治疗方法

风寒湿型病变在卫分，病位浅，疼痛较重，用透灸刺卫法；肾虚髓亏型病程较长，用温针透灸法；瘀血阻络型局部肿胀，有瘀血，用透灸刺营法。本病的治疗取穴以局部腧穴为主，即阿是穴、鹤顶、内外膝眼、阳陵泉、血海、梁丘。

（一）透灸法

刺卫：穴位常规消毒后，选用直径为0.30mm的毫针，平刺30～40mm，留针30min，留针期间嘱患者活动膝关节。

针刺：针刺穴位常规消毒后，选用直径为0.30mm的毫针，阿是穴、鹤顶、血海、梁丘直刺25～30mm，外膝眼从前外向后内斜刺25～30mm，内膝眼从前内向后外斜刺25mm，阳陵泉直刺30～40mm，使局部有酸胀感，得气为度。

透灸：针刺膝关节同时局部进行透灸治疗，将一根艾条平均分成6段，点燃后均匀放入艾灸箱中。将艾灸箱放于膝关节针刺部位，盖上灸箱盖子，箱盖留有1cm的缝隙；艾灸箱上加盖滤烟布；待患者感觉到不热度时，将艾灸箱取下，并将针拔出。透灸后，患者感局部有温热感，施灸结束取掉灸箱，局部皮肤潮红、汗出，并有红白相间的花斑。

刺营：灸后在膝关节局部找细小的血络，用采血针点刺，在出血处拔罐，留罐10min，刺营后，血络颜色变浅，膝关节局部肿胀变轻，疼痛减轻，运动幅度相应好转。

（二）其他疗法

1. 耳针法 取膝、腰骶椎、肾穴，用胶布粘王不留行籽按压刺激，以耳部发红发热为度,每次按 2～3min,每天按 2 次。

2.穴位贴敷法　将白芥子 30g,甘遂、细辛各 15g,共研为末,以生姜汁调和,制药丸如蚕豆大,贴敷内外膝眼、阳陵泉、鹤顶、血海、梁丘等穴,贴敷 2～3h 去掉,局部出现红晕、微痛。若起水疱,可用消毒针头刺破水疱使水液流尽。外涂甲紫,用消毒纱布覆盖。每年夏季初伏、中伏、末伏各治疗 1 次,连续 3 年可预防和减轻疼痛的发作。

二、临床案例

患者,辛某,女,62 岁,2015 年 3 月 23 日来诊,主诉:持续性双侧膝关节疼痛怕冷 1 个月,病史:患者平素喜欢爬山,自述 2 年前无明显诱因出现双侧膝关节疼痛,怕冷,休息后缓解,1 月前因抱孩子劳累后双侧膝关节出现持续性酸胀疼痛,发凉,走路及上下楼梯时症状加重,经休息不能缓解,至郑州某三甲医院就诊,实验室检查示:血常规未见明显异常,红细胞沉降率(ESR)18mm/h,类风湿因子(RF)阴性,C 反应蛋白(CRP)8mg/L;双侧膝关节 X 线片示双侧膝关节间隙轻度变窄,髁间嵴变尖,髌骨后上缘见轻度唇样骨质增生改变,诊断为"膝骨关节炎"。经双氯芬酸钠、天麻丸等治疗未见明显疗效。经人介绍来我科就诊,刻诊:患者双侧膝盖疼痛、酸胀,触之发凉,遇热痛减,舌红苔白,两侧有红色的瘀斑,脉弦细。

诊断:膝骨关节炎(寒凝血瘀)。

治则:散寒止痛,温经活络。

操作方法:

取一根艾条,平均分为 6 段,点燃后,2 排 3 列均匀地放于艾灸箱中,将艾灸箱放于膝关节上方,同法对另侧膝关节施灸,两侧同时施灸,每天一次,5 天为一个疗程,约 60min,艾灸箱不热时,取掉灸箱,可见局部有红白相间的花斑,且白斑较多。第二天复诊,诉睡觉前双侧小腿出现温热感,膝关节疼痛缓解;第三天复诊,患者感觉双腿轻松,膝关节酸胀疼痛感缓解明显,灸后局部花斑也由原来的白色斑多、红色斑少,变为红色斑多、白色斑少,且左腿红白相间的花斑消失,变为均匀潮红汗出。2 个疗程后,患者双膝关节酸胀、疼痛减轻,两膝关节的花斑消失,但行走时膝关节仍痛,腿部怕冷。考虑患者有长期受凉史,第 3 个疗程开始,改用艾条悬灸关元穴,施灸时患者初觉有股热气在穴位局部,后来慢慢向深部透达,伴全身汗出,第二次灸关元时,灸感直接向深部透达,然后感全身温热汗出,怕冷感明显好转,持续治疗 1 个疗程后,膝关节未再疼痛,嘱其继续治疗一个疗程以巩固疗效,6 个月后随访,病情未复发,且膝关节无力感消失。

三、治病依据

古代文献《灸法秘传》记载:"两腿麻木,不能步履,灸风市。"现代也有用艾灸治疗膝骨关节炎,艾叶辛温,具有温经散寒之功效,并且艾灸能增强机体抵抗力,有较好的远期治疗效果。针灸具有调整阴阳,调和气血,疏通经络等作用,通过针刺局部腧穴,使血脉通畅则营卫调和,邪亦无所居,再通过艾灸的温热之性改善血液循环,共奏调理气血、温通经络的作用,则痹痛自除。

西医学认为膝骨关节炎的发病机制复杂,多种细胞因子在其发生过程中发挥重要作用,白细胞介素 1β 和肿瘤坏死因子 α 在膝关节退变过程中,可激活降解细胞外基质的酶,如基质金属蛋白酶、聚集蛋白聚糖酶等,基质金属蛋白酶增多,尤其是基质金属蛋白酶 3 含量增加,可加重关节软骨的破坏,导致膝关节受损。研究证明针灸等传统治疗方法可降低基质金属蛋白酶 3、白细胞介素 1β 和肿瘤坏死因子 α 的表达水平而治疗膝骨关节炎。

四、注意事项

在针灸治疗时应嘱患者:①注意膝关节保暖,减轻膝关节的过度负荷,肥胖者应减轻体重。②骨骼和软组织的修复需要以硫为原料,同时硫也有助于钙的吸收,多食含硫的食物(鸡蛋、大蒜、洋葱等)。③促进钙剂的吸收,多饮牛奶,晒太阳,必要时补充钙剂,中老年人单纯服用钙剂往往吸收不佳,可同时服用活性维生素 D。④平时锻炼以游泳、压腿、打太极拳、慢走、骑自行车或老年三轮车等关节不负重活动为宜。⑤尽量少上下楼梯、少登山、少久站、少提重物,避免膝关节的负荷过大而加重病情。

踝关节扭伤

踝关节扭伤是指踝关节及软组织损伤(如肌肉、肌腱、韧带、血管等扭伤),而无骨折、脱臼、皮肉破损的证候。多由剧烈运动或负重不当,或不慎跌仆、外伤,牵拉和过度扭转等原因,引起肌肉、肌腱、韧带、血管等软组织的痉挛、撕裂、瘀血肿胀,以致气血壅滞局部而成。

本病表现为扭伤部位肿胀疼痛,关节活动受限,不同程度的功能障碍,皮肤呈现红、青、紫等色。新伤局部微肿、肌肉压痛,表示伤势较轻;如红肿、疼痛较甚,关节屈伸不利,表示伤势较重。陈伤一般肿胀不明显,常因风寒湿邪侵袭而反复发作。

一、治疗方法

本病多见于瘀证,治疗原则:通经活络,消肿止痛。因透灸的温通、透达、祛瘀之力强,可以充分发挥艾灸的疗效,选用透灸刺营法。取穴:以局部穴位为主,解溪、丘墟、昆仑、申脉、照海、阿是穴。

(一)透灸刺营法

针刺:针刺穴位常规消毒后,选用直径为 0.30mm 的毫针,解溪、丘墟、昆仑、申脉、照海及阿是穴直刺进针 0.3～0.5 寸,以得气为度。

透灸:将艾条的一端点燃,医者以一手的食指和中指分别置于选定穴位的两侧,测知患者局部受热程度,另一手拿艾条对该部位施灸,根据患者耐热程度随时调整施灸距离,以患者有透达、舒适、渗透的感觉为宜,直至患者能耐受的温度时,作回旋施灸,皮肤潮红时,再灸下一个穴位,每次灸 1～3 穴,时间 30min 以上。

刺营:在透灸痛点及反应点处,用三棱针(或一次性采血针)进行点刺,用火罐(或抽气罐)拔出瘀血,至色变为止。

(二)其他疗法

1. **刺络法**　取扭伤部位相关腧穴(或阿是穴),先用三棱针点刺(或用皮肤针重叩)出血,然后再加拔火罐。适用于新伤局部血肿明显、陈伤瘀血久留、寒邪袭络等证。

2. **耳针法**　取相应部位敏感点、神门、皮质下。毫针中度刺激,捻针时让患者同时活动受伤部位的关节,留针 30min。

3. **穴位注射法**　选用当归注射液、川芎注射液、红花注射液(或 5%～10% 葡萄糖注射液)、氢化可的松加入 0.5%～1% 普鲁卡因适量,作穴位注射,隔日 1 次。

二、临床案例

患者,男,57 岁,于 2015 年 9 月 29 日就诊,主诉:右侧踝关节疼痛肿胀 3 天。病史:患者 3 天前因崴脚出现右侧踝部疼痛、肿胀,行走加重,至骨科、风湿病科就诊,踝关节 X 线片示未见骨骼异常,血沉、类风湿因子、C 反应蛋白、尿素正常,经人介绍至我科就诊。查体:患者右侧踝关节肿胀、压痛、外侧较内侧为重。刻诊:右踝关节疼痛肿胀,脉弦数,苔黄腻。

　　诊断:踝关节扭伤(瘀血阻络型)。

　　治则:活血化瘀,通经止痛。

　　取穴:解溪、丘墟、商丘及阿是穴。

操作方法:

　　透灸刺营法。针刺穴位常规消毒后,选用直径为 0.30mm 毫针,解溪、丘墟、商丘及压痛点直刺进针 0.3～0.5 寸,均行平补平泻手法。再于针刺部位进行艾条透灸操作,艾条一端点燃,医者以一手的食指和中指分开置于穴位的两侧,测知患者局部受热程度,另一手拿艾条对该部位施灸,根据患者耐热程度随时调整施灸距离,施灸过程中,患者自觉温热感逐渐向足内渗透,灸后皮肤出现潮红,脚底有汗出。每次灸 1～3 穴,时间约 30min。然后在压痛点用一次性采血针点刺,用抽气罐把瘀血吸出。第二天复诊,患者踝部肿胀明显减轻,疼痛缓解,继续治疗。5 次一个疗程,刺血隔日 1 次。治疗 1 个疗程后,踝关节疼痛、肿胀完全消失,活动自如。随访 2 周,行走无任何不适。嘱愈后避免劳累受凉。

三、治病依据

　　中医认为此病属"伤筋"范畴,临床表现以功能障碍为主,同时伴有疼痛、肿胀。筋脉损伤后出现皮下青紫、肿胀,经筋受到损伤,气血运行循环不畅而致产生病痛。《素问·阴阳应象大论》云:"气伤痛,形伤肿""气无形,血有形,气为血帅,血随气行,气先伤及于血,或血先伤于气,先痛而后肿为气伤形,先肿而后痛为形伤气,气血两伤,多肿痛并见"。主要病机为损伤于外,内伤气血,气滞致血瘀,瘀则不通,血瘀气滞,不通则痛,血溢脉外,发为肿胀,故见青紫肿胀疼痛。治则当以化瘀止痛、活血行气为法。现代研究认为针灸可有效激活体内内源性镇痛系统,使体内类阿片样物质的含量增多,起到了镇痛作用;针灸还可通过神经－体液调节方面的作用,调节扭伤部位的血液循环状况以减少渗出,促进新陈代谢,加快瘀血、水肿的吸收,缓解各种代谢产物对扭伤处的刺激,从而达到活血祛瘀止痛效用,治疗本病。

四、注意事项

透灸治疗踝扭伤效果良好,可改善症状,但必须排除骨折、脱位、韧带断裂以及骨病等疾患。受伤后适当限制扭伤局部的活动,避免加重损伤。扭伤早期应配合冷敷止血,然后予以热敷,以助消瘀。必要时可配合应用推拿、药物治疗。病程长者要注意局部护理。运动要适度,避免再度扭伤。局部要注意保暖,避免风寒湿邪的侵袭。

风　疹

风疹是以异常瘙痒、并出现成片或成团的风团为主症的过敏性皮肤病,又称瘾疹或荨麻疹。以皮肤上出现淡红色或苍白色瘙痒性疹块,高出皮面,时隐时现,消退后不留痕迹为特征。

中医认为,本病多由平素体弱,气血不足或因久病,气血耗伤,血虚生风,气虚内外不固,风邪乘虚侵袭人体所致。或食用鱼虾荤腥食物,或有肠道寄生虫等,导致胃肠积热,又感风邪,使内不得疏泄,外不得透达,郁于肌肤之间而发。《诸病源候论·风瘙隐疹生疮候》云:"人皮肤虚,为风邪所折,则起隐疹,寒多则色赤,风多则色白。甚者痒痛,搔之则成疮。"本病病因多与风邪有关。

本病分为4个证型。风热犯表证表现为风团色红,灼热剧痒,遇热加重,发热,咽喉肿痛,苔薄黄,脉浮数。风寒束表证表现为风团色白,遇风寒加重,得暖则减,恶寒,舌淡、苔薄白,脉浮紧。血虚风燥证表现为风疹反复发作,迁延日久,午后或夜间加剧,心烦少寐,口干,手足心热,舌红、少苔,脉细数无力。肠胃实热证表现为风团色红,成块成片,脘腹疼痛,恶心呕吐,便秘或泄泻,苔黄腻,脉滑数。

西医学认为本病主要是机体敏感性增强,皮肤黏膜小血管扩张及渗透性增强而引起的局限性水肿反应。临床上较为常见,其病因非常复杂,常见原因主要有:食物及食物添加剂;吸入物;感染;药物;物理因素如机械刺激、冷热、日光等;昆虫叮咬;精神因素和内分泌改变;遗传因素等,约3/4的患者找不到原因,特别是慢性荨麻疹。在致敏物的作用下,机体出现过敏反应。或某些刺激因素使肥大细胞释放组胺,致使血管通透性增加,毛细血管扩张,血清渗出而发病。

一、治疗方法

风疹的治疗以疏风止痒,养血调营为主。取穴以曲池、合谷、血海、三阴交、膈俞为主。风热犯表加大椎、风门疏风清热,调和营卫;风寒束表加风门、肺俞疏风散寒,调和肺卫;血虚风燥加风门、脾俞、足三里益气养血,润燥祛风;肠胃实热,加内关、支沟、足三里清泻胃肠,通调腑气;喉头肿痒、呼吸困难加天突、天容、列缺、照海清利咽喉;女性经期风疹伴月经不调加关元、肝俞、肾俞调理冲任。

（一）温针透灸法

针刺:患者取俯卧位,75％酒精棉球局部消毒,选用1.5寸毫针针刺合谷、曲池、血海、三阴交、足三里、阴陵泉;1寸毫针针刺肺俞、膈俞、肝俞、脾俞,行平补平泻,留针30min,每日一次。

透灸:将6段长3cm的艾条一端点燃后,均匀放入艾灸箱内,将艾灸箱放在背部针刺部位,盖好封盖,并留有缝隙,让艾条充分燃烧。在灸箱外周覆盖布,阻挡烟雾逸出,使热量积聚在箱内。当移开封盖,缝隙增大或减少覆布层数时,火力增大、温度升高;关闭封盖或增加覆布,可使火力变小、温度降低。施灸过程中根据患者描述的温度高低,灵活调节盖板及覆布,以保持温热而无灼痛为宜,待艾条燃尽,自觉温热感下降时将灸箱取下,将针拔出。

（二）其他疗法

1. 皮肤针法 取风池、曲池、血海、夹脊穴。中强度手法叩刺,至皮肤充血或隐隐出血为度。急性者每日1次或2次;慢性者隔日1次。

2. 三棱针法 取曲泽、委中、大椎、风门。每次选用1个四肢穴和1个躯干穴。曲泽或委中穴用三棱针快速点刺1cm左右深,使黯红色血液自然流出,待颜色转淡红后再加拔火罐10～15min;大椎或风门穴用三棱针点刺后,加拔火罐,留置10～15min。

3. 拔罐法 取神阙穴,用大号玻璃罐,留罐10min;也可以用闪罐法反复拔罐至穴位局部充血。

4. 耳针法 取肺、胃、肠、肝、肾、肾上腺、神门、风溪。毫针浅刺,中强度刺激;可在耳背静脉放血数滴;或用埋针法、压丸法。

5. 穴位注射法 取合谷、曲池、血海、三阴交、大椎、膈俞等穴。每次选用1～2穴,注射复方丹参液,每穴1～2ml。

二、临床案例

患者,女,33岁,2015年5月18日就诊,主诉:全身性皮肤瘙痒伴大小不等片状风团,腰背、腹部、四肢均见。现病史:患者自诉2年前生产后移居海南工作,后出现腹部瘙痒不适,抓挠后皮肤出现片状大小不等、形状不一的风团,高出皮肤,边界清楚,色红,瘙痒异常,遂至当地医院就诊,诊断为过敏性皮炎,口服氯雷他定、强的松后有所缓解,后经几次反复,瘙痒及风团范围扩大至腰背部,并逐渐向四肢蔓延,加量口服以上药物仍收效甚微,遂至当地中医院寻求治疗,经口服中药、自血疗法等,均效果不明显,患者诉本病发病迅速、此起彼伏、反复发作,异常痛苦。近日返回河南,遂至我科室就诊。刻诊:患者腰背、胸腹、四肢均可见片状大小不等、形状不一的风团,高出皮肤,边界清楚,色红,并伴有异常瘙痒,局部可见抓挠过的痕迹,另患者诉月经周期经常性延迟,且量少色淡,平素饮食不佳,食欲不振,观其面色少华,舌淡苔薄白,有水气,脉细数无力。

诊断:风疹(血虚风燥型)。

治则:疏风止痒,养血调营。

取穴:肺俞、膈俞、肝俞、脾俞、合谷、曲池、血海、三阴交、足三里、阴陵泉。

操作方法:

温针透灸法。患者取俯卧位,75%酒精棉球局部消毒,选用1.5寸毫针针刺合谷、曲池、血海、三阴交、足三里、阴陵泉;1寸毫针针刺肺俞、膈俞、肝俞、脾俞,行平补平泻,留针30min,每日一次。留针的同时,将六段长约3cm的艾条一端点燃后,均匀置于灸箱中,将灸箱放于背部针刺部位进行艾灸。治疗两次后,患者诉全身瘙痒明显缓解,风团数量减少,且形状变小,仅有少量点状瘾疹,继续治疗一次,症状基本消失。半年后随访,患者未复发。

三、治病依据

荨麻疹为一种过敏性皮肤病,《备急千金要方·瘾疹》记载:"灸曲池二穴,小儿随年壮,发即灸之,神良";《针灸资生经·风疹瘾疹》:"曲泽治风疹,肩髃治热风瘾疹,曲池治风瘾疹,环跳治风疹,伏兔治瘾疹,合谷、曲池疗大小人遍身风疹"。针灸治疗本病可能与针灸对神经、内分泌的调节作用有关。通过针灸对神经–肾上腺系统的调节作用,使微血管收缩,使毛细血管的通透性降低,减少血清渗出。通过对自主神经的调节,特别是对交感神经的调节,使交感神经活动增强,患处血管收缩;通过相关途径减少肥大细胞释放组胺等。总之,针灸通过调整神经、血管、内分泌功能,发挥治疗的作用。针灸治疗本病效果良好,一般通过1~4次的治疗即能退疹止痒。

四、注意事项

①对慢性荨麻疹应查明原因,针对慢性感染灶、肠道寄生虫、内分泌失调等原因给予相应治疗。②若出现胸闷、呼吸困难等,应采取综合治疗。③在治疗期间应避免接触过敏性物品及药物。④忌食鱼腥、虾蟹、酒类、咖啡、葱蒜辛辣等刺激性饮食,保持大便通畅。

湿　疹

湿疹是一种过敏性炎症性皮肤病,其特点是:皮疹对称分布,多形损害,剧烈瘙痒,有渗出倾向,反复发作,易成慢性等。根据病程可分为急性、亚急性、慢性三类。急性期以丘疱疹为主,炎症明显,易渗出;慢性以苔藓样变为主,易反复发作。男女老幼皆可发病,以先天禀赋不足者为多,无明显季节性,冬季常复发。

中医学按发病部位及其特点而有不同名称,浸淫遍体,滋水极多者称"浸淫疮",以丘疹为主的称"血风疮",发于婴儿面部的称"奶癣",发于耳部称"旋耳疮",发于手部的称"瘑疮",发于阴囊部的称"肾囊风",发于下肢弯曲部的称"四弯风"。其发病原因多为湿热侵袭肌肤或血虚有热,生风化燥,肌肤失于濡养所致。急性以湿热为主,慢性多兼血虚。中医认为湿热蕴积,内外风湿热邪浸淫肌肤而生湿疹;又或者饮食不节,过食辛腥,脾失健运而生湿疹。此外,湿热蕴久,肌肤失养也可导致类似病状。近年来湿疹的发病呈上升趋势,可能与气候变化,大量化学制品在生活中应用,精神紧张,生活节奏加快,饮食结构改变有关系。

本病分为以下5个证型。湿热蕴肤:发病快皮肤潮红、丘疹、丘疱疹、糜烂、渗出,灼热瘙痒。伴心烦口渴,便干溲赤,舌质红,苔白,脉滑。湿热浸淫:发病短,面积大,色红灼热,丘疱疹密集,渗出多,痒剧,伴胸闷纳呆,身热不扬,腹胀便溏、小便黄,舌红,苔黄腻,脉滑数。脾虚湿蕴:起病缓,伴纳少,腹胀,便溏,舌淡胖,苔白腻,脉弦迟。血虚风燥:病程长,反复发作,皮损色黯,粗糙肥厚,剧痒,遇热加重。伴口干不欲饮,腹胀纳差,舌质淡,苔白,脉弦细。血热夹湿:由于内蕴湿热,外受于风,热重于湿,相当于丘疹性湿疹,遍身起红丘疹,瘙痒极甚,搔破出血,中医称粟疮或血风疮,舌质红,苔薄白,脉弦滑。

一、治疗方法

急性湿疹以湿热为主,多实证,治疗原则为健脾化湿、清热解毒、止痒。慢性湿疹,中医认为久病多瘀,《素问·针解》曰:"苑陈则除之者,出恶血也。"指出可放血泻热、活血消肿、镇痛止痒、消除疾病。

取穴:曲池、合谷、血海、阴陵泉、足三里、三阴交、太冲。

(一)温针透灸法

针刺:用棉球蘸75%乙醇局部消毒,选用1.5寸无菌针灸针,刺血海、足三里、阴陵泉各1.2寸,刺曲池、三阴交各1寸,刺太冲、合谷各0.8寸,得气后,行平补平泻手法,留针30min。

透灸:在患处进行艾灸,施灸时,将艾条一端点燃,距施灸皮肤约2cm(尽可能靠近皮肤),施灸过程中,医生可将手指置于施灸部位两侧测知患者局部受到热的程度,以随时调节施灸距离,时间30min,局部出现潮红、汗出为度,每天1次。

(二)其他疗法

1. **皮肤针法** 取三阴交、曲池、血海、夹脊穴。中强度手法叩刺,至皮肤充血或隐隐出血为度,急性者每日1次或2次,慢性者隔日1次。

2. **刺络拔罐疗法** 于背部膀胱经沿线,用大号玻璃罐,闪火法拔罐,留罐10min。

3. **耳针疗法** 取肺、胃、肠、肝、肾、肾上腺、神门、风溪。毫针浅刺,中强度刺激;可在耳背静脉放血数滴;或用揿针贴埋或用王不留行籽贴压于以上耳穴。

4. **穴位注射** 取合谷、曲池、血海、三阴交、膈俞等穴。每次选用1~2穴,复方丹参注射液,每穴1~2ml。

二、临床案例

案1.董某,女,47岁。2015年7月5日就诊。主诉:面部瘙痒伴丘疹1天。患者因吃海鲜,面部皮肤瘙痒并出现疱疹,至我科就诊。刻诊:患者面部皮肤发红,奇痒难忍,疱疹基底潮红,情绪急躁,睡眠不佳,小便黄,大便不爽,舌红,苔厚腻微黄,脉滑数。

诊断:湿疹(湿阻热结型)。

治则:健脾化湿,清热止痒。

取穴:曲池、合谷、血海、阴陵泉、足三里、三阴交、太冲。

操作方法:

针刺穴位常规消毒后,选用1寸无菌针灸针,直刺合谷、太冲、三阴交,进针0.5寸,1.5寸针直刺曲池、血海、阴陵泉、足三里,进针1.2寸,行平补平泻手法,留针。选取大椎、肝俞、脾俞、胃俞、膈俞,局部消毒后,用三棱针直刺2mm,快速拔罐,将罐拔在相应的点刺处,观察血流情况,5min后,取下火罐,在刺血处用消毒干棉球擦拭干净,并用碘伏液再次消毒。治疗1天后,患者面部瘙痒减轻,疱疹减少;治疗2天后,患者面部疱疹大量消退,瘙痒消失,二便调;治疗3天后,患者眼部症状全部消失,睡眠佳,精神可,效果良好。

案2. 患者,男,48岁,2011年4月4日来诊。主诉:阴囊潮湿、瘙痒5天。现病史:5天前无明显诱因出现阴囊潮湿,伴有瘙痒,未及时治疗,后症状逐渐加重,夜间尤甚,瘙痒难忍,彻夜难眠,严重影响工作、生活。刻下症:阴囊潮湿黏腻,奇痒难忍,坐卧不安,夜间搔破渗出血水,染红内裤,目赤口苦,小便黄赤,大便排泄不爽,舌体胖大、苔厚腻微黄,脉弦滑数。

诊断:阴囊湿疹(肝胆湿热型)。

治则:疏肝清热、健脾化湿、止痒。

取穴:血海、阴陵泉、蠡沟、三阴交、太冲。

操作方法:

用棉球蘸75%乙醇局部消毒,选用1.5寸一次性无菌针灸针,血海、阴陵泉直刺约1.2寸,蠡沟、三阴交直刺约1寸,太冲直刺0.8寸,得气后,行平补平泻手法,留针30min。次日复诊,阴囊瘙痒感减轻,血水样渗出物减少。用此法治疗5次,渗出物大减,治疗8次后,阴囊潮湿、瘙痒等症状消失。

案3. 康某,男,63岁,2013年8月3日就诊。主诉:双下肢大面积及双上肢前臂外侧出现皮疹瘙痒2年。现病史:2年前患者双下肢外侧逐渐出现大小不等之黯红色丘疹,大如豌豆,小如粟米,瘙痒不适,用手挤压时有少量渗出液并结痂脱屑,未及时治疗,至双小腿大面积、双侧大腿外侧及上肢前臂外侧红色丘疹覆盖,奇痒难忍,夜间搔破渗出黄色血水,染湿衣裤,以致皮肤变厚粗糙不平,有鳞屑。曾在省、市多家医院皮肤专科采用内服、外用药物治疗,并戒除烟酒辛辣食物,均不见效。刻下症目赤口苦,小便黄赤,大便排泄不爽,舌体胖大,苔厚腻微黄,脉弦滑数。

诊断:四肢部湿疹(湿阻热结型)。

治则：健脾除湿、清热解毒、止痒。

取穴：曲池、合谷、血海、阴陵泉、足三里、三阴交、太冲。

操作方法：

用棉球蘸75％乙醇局部消毒，选用1.5寸一次性无菌针灸针，血海、足三里、阴陵泉直刺1.2寸，曲池、三阴交直刺1寸，太冲、合谷直刺0.8寸，得气后，行平补平泻手法，留针30min，并艾灸足三里、血海、曲池穴，每穴15～20min。中药：柴胡12g、白芍9g、白术12g、茯苓12g、陈皮9g、厚朴6g、莱菔子12g、藿香15g、栀子9g、甘草6g水煎至200ml，每天1剂，早晚分服。次日复诊，病人大便稀溏，瘙痒感减轻，黯红色丘疹及渗出物减少。用此法治疗5次，渗出物大减，痂皮开始脱落；治疗10次后，四肢部瘙痒症状基本消失，结痂部皮肤色素沉着颜色变浅；3周后，患者皮肤红疹消失，已无瘙痒，患处皮肤色淡红，饮食、睡眠、二便正常。

三、治病依据

巢元方在《诸病源候论》中指出风、湿、热邪为主要致病因素："诸久疮者……为风湿所乘，湿热相搏，故头面身体皆生疮。"清代《医宗金鉴·外科心法要诀》云："浸淫疮，初生如疥，瘙痒无时，蔓延不止，抓津黄水，浸淫成片，由心火脾湿受风而成……"提出心火脾湿受风致病说，成为后世医家湿热致病的立论依据。现代研究表明，急性湿疹表现为表皮内海绵形成，真皮浅层毛细血管扩张，血管周围有淋巴细胞浸润；慢性湿疹表现为角化过度或角化不全，棘层肥厚明显，真皮浅层毛细血管壁增厚，胶原纤维增粗。艾灸治疗本病，改善血液循环，使患侧局部毛细血管舒张，患侧血液循环得以改善，有利于新陈代谢的加快，促进皮损的修复。

四、注意事项

应嘱咐病人：①在专业医师指导下用药，切忌乱用药。②避免自身可能的诱发因素。③避免各种外界刺激，如热水烫洗，过度搔抓、清洗及接触可能敏感的物质如皮毛制剂等；少接触化学成分用品，如肥皂、洗衣粉等。④避免可能致敏和刺激性食物，如辣椒、浓茶、咖啡、酒类。

蛇　丹

　　蛇丹，即带状疱疹，中医学称为蛇串疮、蜘蛛疮、缠腰火丹，是由病毒引起的急性疱疹性皮肤病。病毒潜伏于脊髓后根神经节的神经元中，当机体免疫功能低下（如上呼吸道感染、劳累过度、精神创伤等）时被激活而发病。疱疹多沿肋间神经、颈神经、三叉神经及腰神经分布，排列成带状，出现于身体的一侧。本病好发于春秋两季，发病前常有轻度发热，疲倦乏力，食欲缺乏，全身不适，皮肤灼热刺痛等症状，亦可不发生前驱症状而直接出现丘疱疹。皮损部神经痛为本病的主症之一，但疼痛程度不一，且不与皮损严重程度成正比，有些患者在皮疹完全消退后仍遗留神经痛。

　　本病多是由于感受风火或湿毒之邪引起，与情志、饮食、起居失调等因素有关。情志不遂则肝气郁结、郁而化热；饮食不节则脾失健运、湿浊内停；或起居不慎，卫外功能失调，使风火、湿毒之邪郁于肝胆。肝火脾湿郁于内，毒邪乘虚侵于外，经络瘀阻于腰腹之间，气血凝滞于肌肤之表，而发为本病。

　　本病分3个证型。肝经郁热：皮损鲜红，疱壁紧张，灼热刺痛，口苦咽干，烦躁易怒，大便干，小便黄，苔黄，脉弦滑数。脾经湿热：皮损色淡，疱壁松弛，口渴不欲饮，胸脘痞满，纳差，大便时溏，舌红、苔黄腻，脉濡数。瘀血阻络：皮疹消退后局部仍疼痛不止，伴心烦不寐，舌紫黯、苔薄白，脉弦细。

一、治疗方法

　　取穴：局部（围刺）、支沟、阴陵泉、行间。肝经郁热加太冲、阳陵泉以清利肝胆湿热；脾经湿热加三阴交、血海以健脾运湿，化瘀止痛；瘀血阻络则根据皮疹部位不同加相应的穴位，颜面部加阳白、太阳、颧髎；胸胁部加期门、大包；腰腹部加章门、带脉。

（一）透灸刺营法

　　针刺：在连结成片的疱疹周围皮肤消毒后，进行毫针围刺，选用1寸的一次性无菌针灸针沿皮向疱疹中心平刺，刺入0.5～0.8寸；其余诸穴均采用常规针刺。

　　透灸：在围刺部位进行透灸，施灸时，将艾条一端点燃，距施灸皮肤约2cm（尽可能靠近皮肤），施灸过程中，医生可将手指置于施灸部位两侧测知患者局部受热的程度，以随时调节施灸距离，时间15～20min，每天1次。

　　刺营法：在患疱疹处刺血拔罐，用三棱针在疱疹周围点刺出血，用闪火法在点刺处拔罐，留罐10min，令出血5～10ml，每周两次。

　　脓疱早期治疗重在透灸，后遗疼痛加局部刺血。

（二）其他疗法

1. 皮肤针法　叩刺疱疹及周围皮肤，以刺破疱疹、疱内液体流出周围皮肤充血或微出血为度，可加拔火罐。每日 1～2 次。

2. 耳针疗法　取肝、肺及皮疹所在部位的相应耳穴。行针刺、埋针或药丸按压。

3. 激光照射　用氦－氖激光仪分区散焦照射皮损局部，距离 40～60cm，每分区照射 10min。

二、临床案例

案1. 田某，女 72 岁，2013 年 5 月 24 日就诊。主诉：右侧胸部及背部疼痛伴局部疱疹 1 月余。病史：1 个月前，患者不明原因出现右侧乳房下部及背部不适，灼热、胀痛，至某院皮肤科就诊，诊断不详，给予中药治疗三天（具体药物不详），疼痛未见减轻，继则局部出现片状红色丘疹，后转为水疱，疼痛加剧，如火烧火燎，夜间尤甚，遂至河南中医一附院就诊，诊断为"带状疱疹"，给予营养神经、抗病毒、拔罐治疗约 20 天，灼热、胀痛感未见减轻，遂出院，经人介绍，至我科就诊。刻症：患者痛苦面容，右侧乳房下部出现大小不等，疏密不一水疱，疱壁紧张发亮，疱液微黄，右侧背部肩胛区疱疹结痂，皮肤潮红，伴有神经痛，劳累及夜间疼痛加重，前后疱疹未超过躯体前后正中线，纳差，夜寐欠安，大便干，小便黄，舌红苔黄，脉弦数。

诊断：蛇丹（肝经郁热）。

治则：清肝泻热，祛湿止痛。

取穴：局部取穴。

操作方法：

①右侧乳房下部疱疹区常规消毒后，毫针沿皮成 15° 左右角从病变处向中心进行围刺，针距间隔 30mm，针刺深度 20mm，行捻转泻法，中等刺激，留针 30min。②留针的同时，在皮损后遗疼痛部位进行艾条回旋灸 20min，至皮色微微潮红。③针刺结束后，在右侧乳房下部及背部疱疹区常规消毒，用三棱针在疱疹周围点刺出血，用闪火法在点刺处拔罐，留罐 10min，令出血 5～10ml。针灸每天 1 次，5 天一疗程，期间刺络拔罐隔 3 天 1 次。一个疗程后，患者右侧背部疼痛感消失，局部皮肤淡红，伴有痒感，右侧乳房下部疱疹结痂，疼痛明显减轻，夜寐良好，二便调。

案2. 左某,男,45岁,2013年8月26日来我科就诊。主诉:右腿疼痛伴散在丘疹1月余。病史:1个月前,患者不明原因出现右腿疼痛,疼痛范围从大腿部延伸至踝关节,约6天后,疼痛加重,痛不可忍,影响行走,且右腿内侧出现大小不等散在疱疹,遂至河南中医一附院皮肤科就诊,经专家会诊,诊断为隐性带状疱疹,给予营养神经、抗病毒治疗20余天,痛势减轻,后经人介绍,至我科就诊。刻症:患者痛苦面容,右腿内侧散在多发丘疹,并沿内踝前下方散见到足底,右小腿外侧亦有少量丘疹,疹周皮肤黯红,右腿疼痛,拄拐杖行走,纳差,夜寐欠安,二便调,舌红苔黄腻,脉弦。

诊断:蛇丹(气滞血瘀)。

治则:行气活血,化瘀止痛。

取穴:伏兔、血海、阴陵泉、足三里、三阴交、太冲、阿是穴。

操作方法:

①右腿取穴为伏兔、血海、阴陵泉、足三里、三阴交、太冲,直刺25mm,太冲穴进针15mm,平补平泻,留针30min。②针刺结束后,在右腿丘疹处常规消毒,用三棱针在丘疹周围点刺出血,再用闪火法在点刺处拔罐,留罐10min,令出血5～10ml。针刺每天一次,5天一疗程,刺络拔罐隔3天一次。两个疗程后,患者右腿丘疹数量减少,疹周皮肤颜色变淡,疼痛明显减轻,但还要靠拐杖行走。上法继续治疗10天。现患者右腿丘疹消失,疼痛不明显,可不拐杖,单独行走。

三、治病依据

《临证指南医案》说:"久痛必入于络,络中气血,虚实寒热,稍有留邪,皆能致痛。"本病属热邪蕴结在络中。明代汪机曰:"热者灸之,引郁热之气外发"。艾灸温热渗透组织,可促使局部气血通畅,湿热得以宣泄,郁火得以发散。"宛陈则除之",拔罐泻蕴结之湿热毒邪,增加局部血液循环,达到清热泄毒,消肿止痛之功。现代研究认为针灸治疗带状疱疹的作用机制可能在于:针灸能够提高机体的免疫功能,从而抑制带状疱疹病毒的复制;采用围刺法改善局部的血液供应;促进神经的恢复;针灸提高机体对疼痛的耐受,缓解疼痛。

四、注意事项

应嘱咐患者:①发病期间应保持心情舒畅,以免肝郁气滞化火,加重病情。

②生病期间,禁食肥甘厚味和鱼腥海味,饮食宜清淡,多吃蔬菜、水果。③忌用热水烫洗患处,内衣宜柔软宽松,以减少摩擦。④皮损局部保持干燥、清洁,忌用刺激性强的软膏涂敷,以防皮损范围扩大或加重病情。

痔　疮

本病是指直肠下端黏膜下和肛管皮下的静脉丛因各种原因引起扩大曲张而形成静脉团块,又称痔核。以青壮年、经产妇多见。痔疮发生多因久坐或站立工作、肩挑负重、跋涉远行、妊娠等所致;或因饮食不节,嗜食辛辣厚味,燥热内生,肠胃受损而得;或因久泄、久痢、便秘以致湿热内生,脉络郁阻,结聚肛肠而致。

根据痔核的位置分为内痔、外痔和混合痔。发生于肛门齿状线以上者为内痔,齿状线以下者为外痔,齿状线上下均有者为混合痔。内痔:初起痔核很小,质柔软,不痛,早期常因大便时摩擦出血,或出血如射,或点滴不已,血色鲜红或黯红。如反复发作,痔核增大,脱垂于肛门外,如不及时复位,或因感染引起局部剧痛、肿胀,嵌顿时可致糜烂、坏死。外痔:外痔于肛门外赘生皮瓣,逐渐增大,按之质较硬,一般无痛,也不出血,仅觉肛门部有异物感。如有感染时则肿胀、疼痛。混合痔:直肠上下静脉丛同时扩大,曲张延长,兼有内痔、外痔共同症状,痔核常突出于肛外,黏膜经常受到刺激,黏液分泌大量增加,使肛周潮湿不洁,瘙痒,形成肛周湿疹。本病分 3 个证型辨证:气滞血瘀:肛内有肿物脱出,肛管紧缩,坠胀疼痛,甚或嵌顿,肛缘水肿,触痛明显,大便带血,舌黯红、苔白或黄,脉弦细涩。湿热瘀滞:便血鲜红,便时肛内有肿物脱出,可自行还纳,肛门坠胀或灼热疼痛,腹胀纳呆,舌红、苔黄腻,脉滑数。脾虚气陷:便时肛内有肿物脱出,不能自行还纳,便血色淡,肛门下坠,少气懒言,面色少华,纳少便溏,舌淡、苔白,脉细弱。

一、治疗方法

本病多见瘀证、虚证或者湿热证,选用透灸温针法。治疗原则:气滞血瘀、湿热瘀滞者行气活血,清热利湿益气;脾虚气陷者健脾益气,升阳举陷。取穴以局部穴位为主。选百会、会阳、天枢、气海、关元、大肠俞、次髎。气滞血瘀加白环俞、膈俞疏通肠络,化瘀止痛;湿热瘀滞加三阴交、阴陵泉清热利湿;脾虚气陷加脾俞、足三里补中益气、升阳固脱;肛门肿痛加秩边、飞扬行气止痛;便后出血加孔最、膈俞清热止血。

(一)温针透灸法

针刺:穴区部位皮肤用 75% 的酒精棉球消毒,选用 0.30mm 毫针,直刺大肠俞、次髎、会阳 1.2 寸，百会穴平刺 0.8 寸，以得气为度。

透灸：①把 6 段（每段长 3cm）艾条两端点燃后，均匀摆放于灸箱（灸箱尺寸：长 25cm、宽 20cm、高 17cm）内，分上下两排各放 3 段。灸箱平稳放置于腰骶部大肠俞、次髎、会阳的位置，将灸箱盖打开 1cm，使空气进入灸箱内助艾条燃烧，用滤布覆盖灸箱顶部及箱体四周，阻止烟雾外溢，透灸时间为 40min，灸箱内温度控制在 43～45℃，透灸过程中要使患者感到温热舒适。②百会穴使用艾条透灸，要使热量求灸感及热量由头皮透达至颅内。

（二）其他疗法

1. 三棱针法　取龈交穴点刺出血。

2. 挑治法　在胸 7 至腰骶椎旁开 1～1.5 寸范围内寻找痔点（红色丘疹 1 个或数个不等），用粗针逐一挑破，并挤出血或黏液。每周 1 次。

3. 耳针法　取直肠、肛门、神门、皮质下、脾、三焦。每次选 3～5 穴，毫针中度刺激。

4. 埋线法　取一侧关元俞、大肠俞、承山。埋入羊肠线。20～30 天埋 1 次。

二、临床案例

患者，周某，女，56 岁，退休职工，2013 年 7 月 9 日就诊。主诉：大便有物脱出、出血 10 余年，加重 1 周。现病史：患者自诉 10 余年前无明显诱因出现肛门部大便出血，色鲜红，每次约 2ml，便后有物突出，不能自行回纳，自行给予痔疮膏外用治疗效果不佳，症状不能缓解，影响生活及休息。发病至今无溢脓等不适，近 1 周大便出血增多，每次约 5ml。为求根治，缓解症状，来门诊就诊。刻诊见：患者大便后有物脱出，伴少量出血，平时自觉肛门下坠，纳少，睡眠浅，小便可，舌胖大，边缘有齿痕，苔白，脉弱。肛肠科检查示：肛门外 3 点处可见肿物脱出，约 1.0cm×1.0cm 大小，色黯；肛门 7、9、11 点可触及距肛内齿线附近黏膜隆起，指套退出无染血。

诊断：混合痔（气虚下陷型）。

治则：补益中气，升阳举陷。

取穴：百会、会阳、天枢、气海、关元、大肠俞、次髎。

操作方法：

温针透灸法。用 75% 的酒精棉球腰骶部消毒，选用 0.30mm 毫针，直刺大肠俞、次髎、会阳等 1.2 寸。将一根艾灸平均分成 6 段，点燃后摆放在艾灸箱中，将艾灸箱放置在患者腰骶部，艾灸上加盖滤烟布，灸箱内温度控制在 43℃,整个透灸过程中,患者感觉温热感向腹腔透达。艾条燃尽后,取下艾灸箱,整个透灸过程持续 40min。同时在头部距离百会 2cm 悬灸,回旋灸 30min,灸时患者感觉热感从头皮表面向颅内渗透,头皮出现渐红。治疗结束以后,患者取仰卧位,直刺天枢、气海、关元等 1.2 寸,并用艾灸箱透灸。2013 年 7 月 15 日复诊,患者自诉便血消失,肛门下坠减轻。上法继续施治 10 天,症状消失。3 个月后随访,未复发。

三、治病依据

《针灸资生经》曰:"痔若未深,尾闾骨下近谷道(肛门)灸,一穴七壮,大称其验。"《针灸大成》:"脱肛久痔,二白、百会、精宫、长强……五痔,承山、委中、飞扬、阳辅、复溜、侠溪、气海、会阳、长强。"《类经图翼》:"痔漏,命门、肾俞、长强(五痔便血最效,随年壮灸之)、三阴交(痔血)、承山(久痔)。"针灸治疗可能有以下几个方面作用:针灸通过激活机体内源性镇痛系统,对肛肠局部痔疮引发的疼痛,起到镇痛作用;针灸对自主神经功能的调节,可改善肛肠等处的毛细血管舒缩功能,增强局部的血液循环,增加毛细血管的通透性,有利于水肿、瘀血的吸收;针灸对动静脉舒缩功能的良性双向调节,可以缓解局部的静脉曲张程度,从而达到治疗本病的作用。针灸对便秘等病的有效治疗,也是一个重要因素。

四、注意事项

透灸法对本病疗效较好,可减轻痔疮疼痛和出血等症状。养成定时排便习惯,保持大便通畅,可减少痔疮的发生。平时多饮开水,多食新鲜蔬菜、水果,忌食辛辣刺激性食物。

第三节 妇儿科病症

痛 经

凡在经期前后或行经期间,小腹及腰部疼痛,甚者剧痛难忍,并伴随月经周期而发作者称为痛经。也称经行腹痛。

中医认为痛经的发生主要由于肝肾、冲任二脉气血运行不畅有关。多因受寒饮冷,坐卧湿地,寒湿伤于下焦,客于胞宫,经血被凝,运行不畅而作痛;或肝郁气滞,血行受阻,冲任不畅,瘀滞胞宫,不通则痛;也可由体质虚弱,气血不足,或肝肾亏虚,孕育过多,冲任受损,血海空虚,胞脉失养,故而作痛。

本病分为4个证型。寒湿凝滞:经前或经期小腹绞痛,并有冷感,按之痛甚,得热痛减,经水量少,色紫黑有块,可伴有形寒肢冷、小便清长,苔白,脉沉紧。气血不足:经期或经后小腹绵绵作痛,且有空坠不适之感,喜按,月经色淡,量少质稀,面色苍白或萎黄,神倦肢倦,头晕眼花,心悸气短,舌淡、苔薄,脉细弱。肝郁气滞:经前或经期小腹胀痛,胀甚于痛,经行不畅,量少色黯,有血块。经前可伴有胸胁乳房胀痛,舌质黯或有瘀斑,脉沉弦。肝肾亏虚:经期或经后小腹隐隐作痛,月经先后无定期,经量或多或少,色淡红,质清稀,腰膝酸软,夜寐不宁,头晕耳鸣,舌红苔少,脉沉细。

西医将痛经分为原发性痛经与继发性痛经两种。认为原发性痛经多见于生殖器官无明显器质性改变的月经痛,继发性痛经多因生殖器官的器质性病变引起者,常见于子宫内膜异位症、急慢性盆腔炎、子宫颈狭窄、阻塞等。

一、治疗方法

痛经的治疗以调理冲任为主。寒湿凝滞者重在温通胞脉,选用透灸温针法。主要选取关元、中极、气海、三阴交。寒湿凝滞者加地机以温通胞脉,祛邪调经;肝郁气滞者加太冲、次髎以疏肝解郁,活血调经;气血不足者加血海、脾俞、足三里以健脾益气补血;肝肾亏虚者加肾俞、肝俞以滋补肝肾;恶心呕吐加中脘、内关疏调气机,和胃降逆。

(一)温针透灸法

针刺:患者仰卧位,用直径为0.30mm的毫针,关元、中极、气海穴直刺20mm,三阴交穴直刺25mm。针刺关元、气海采用连续捻转手法,使针感向下传导。

透灸:将六段长约3cm的艾条一端点燃后,均匀置于灸箱中,将灸箱放于腹部,对上述腹部针刺部位进行艾灸,约30min。

月经来潮前3~5日开始针刺,每天治疗1次,直至月经来潮。艾灸腹部,艾灸的部位要大,以温和的灸感,加强渗透,持续时间要长,加强调节气血。

(二)其他疗法

1. 耳针法　取内生殖器、交感、皮质下、内分泌、肝、肾、脾、神门、腹、腰骶椎。每次选用3~5穴,用中等刺激,捻转行针,留针20~30min。或在耳穴压丸、埋针,每天按压2次。

2. 穴位注射法　①取上髎、次髎。用 1% 普鲁卡因 1ml，注射于穴位的皮下，每日 1 次。②中极、关元、次髎、关元俞。选用 2% 的普鲁卡因或当归溶液等。每穴每次注入药液 2ml，每日 1 次。

3. 电针法　取关元、三阴交、归来、太冲。每次选用 2 穴，上下相配，接上电针仪，可选用密波或疏密波，电量以中等刺激为宜，每日 1～2 次，每次通电 20～30min。

4. 皮内针法　取气海、三阴交、阿是穴。消毒后，用镊子夹住针身，左手拇、食指将穴位皮肤舒张开，将针尖刺入，外用小块胶布固定，埋针 1～2 日后取出。

二、临床案例

患者，女，19 岁，2009 年 9 月 30 日就诊，主诉：行经腹痛 4 年，加重 2 个月。现病史：4 年前月经初潮，每次行经均感下腹部隐痛，但不影响学习和日常生活。3 个月前经期受凉后腹痛加重，需用解痉止痛药方可缓解。此次就诊正值经期第 1 天，下腹部疼痛拒按，月经量少，色淡有紫块，伴有头痛恶心。刻症：患者呈痛苦面容，面色苍白，气短懒言，舌边有紫斑，苔白而腻，脉沉紧。

诊断：痛经（寒湿凝滞型）。

治则：温经散寒，行气活血。

取穴：关元、中极、气海、足三里、三阴交。

操作方法：

温针透灸法。关元、中极、气海、足三里、三阴交直刺各 30mm，平补平泻，留针 40min。留针时，将六段长约 3cm 的艾条一端点燃后，均匀置于灸箱中，将灸箱放于腹部，对上述腹部针刺部位进行艾灸。每天 1 次，5 天为 1 个疗程。治疗后腹部皮肤潮红，且中间夹杂大小不一的浅白色斑点，疼痛随即缓解。第二天来诊，自述晨起月经量较昨日增多，经色黯红，腹痛减轻，依上述治疗方法继续治疗 5 天，患者疼痛消失。嘱其每至经期前 5 天开始治疗，连续治疗 3 个月经周期，经行无腹痛，月经量适中，色鲜红，无腹痛。1 年后随访未复发。

三、治病依据

《针灸大全》："女子经水正行，头晕、少腹痛，照海、阳交、内庭、合谷"。《备急千金要方》："少腹胀满痛引阴中，月水至则腰脊痛，胞中瘕子门寒，大小便不通,刺水道入二寸半,灸五壮,在大巨下三寸"。《神灸经纶》:"行经头晕小腹痛,灸内庭"。《针灸逢源》:"经水正行,头晕,小腹痛,合谷、阳交、内庭;室女月水不调,脐腹疼痛,肾俞、关元、三阴交"。

艾灸可疏通经脉、调和气血、行瘀止痛。针刺的同时进行艾灸,可使热力通过针身传入经络,患者可体会到温热感沿针扩散至整个下腹部,气至病所,收到温经散寒、活血祛瘀之效。如果发现灸后皮肤潮红不均匀,潮红中间夹杂大小不一的浅白色斑点,有的甚至白色多红色少,这是由于局部经脉不通、气血运行不畅所致,提示要继续进行艾灸治疗。现代研究表明,温针治疗痛经,可能是通过经络感传和神经传递作用,解除子宫平滑肌痉挛,从而达到镇痛的作用。

痛经包括西医学的诸多疾患,如子宫内膜异位症、急慢性盆腔炎、子宫颈狭窄、阻塞等。针灸在痛经治疗中以原发性痛经效果最好,既能镇痛,又能改善全身症状,调整内分泌功能,一般连续治疗3～5个周期可获痊愈。继发性痛经多为器质性病变,针灸虽有一定疗效,但较原发性效果差,治愈率低,用针灸治疗减轻症状后,应明确诊断,针对原发病治疗。

四、注意事项

注意经期卫生,经期避免重体力劳动、剧烈运动和精神刺激。①月经期间不宜服用利尿药品,应少饮酒和少摄食盐。②痛经剧烈者应卧床休息,经期忌食生冷瓜果及刺激性食物,注意饮食有节,起居有常。③保持外阴清洁,加强锻炼,衣着要温暖,忌接触冷水,游泳和剧烈运动。④解除心理障碍,保持精神愉快,避免过度劳累,紧张,恐惧,忧郁,焦虑和烦恼。痛经剧烈发作时,应及时观察面色、出汗、脉搏、血压等,防止晕厥。

经　闭

经闭是妇科常见的一种病症。临床分原发性和继发性两大类:凡妇女年满18岁或第二性征发育成熟2年以上仍无月经来潮者称"原发性闭经";以往曾已建立月经周期,但因某种病理性原因而月经停止,持续时间相当于既往3个月经周期以上的总时间或月经停止6个月者称"继发性闭经"。至于青春期前、妊娠期、哺乳期以及绝经期后的无月经属生理现象,不属经闭范畴。因先天性生殖器官异常或后天器质性损伤所致的无月经,不属本节讨论范围。

西医学认为正常的月经有赖于大脑皮质、下丘脑、垂体、卵巢、子宫等的功能反馈调节,其中任何环节发生病变均可导致闭经。其他内分泌腺体如甲状腺、肾上腺皮质功能障碍,或某些精神因素、环境改变、寒冷、消耗性疾病、刮宫过深、放射线治疗等也能引起闭经。

中医认为本病主要与肝、脾、肾有密切关系。导致经闭的原因主要有血枯和血滞。血枯者属先天不足,肝肾亏损,或后天失养,脾胃虚弱,使精血不足,冲任失养,无血以行,发为经闭。血滞者多因情志不遂,肝气郁结,气滞血瘀,或脾失健运,痰湿阻滞,或经期感寒,寒凝胞脉,冲任不通,经血不行所成。该病分为以下4种证型。肝肾不足:超龄月经未至,或先见经期错后,经量渐少,终至闭止。兼见头晕耳鸣,腰膝酸软,口干咽燥,五心烦热,潮热盗汗,舌红、苔少,脉沉细。气血亏少:月经周期逐渐后错,经量渐少,色淡,继而闭经。兼见面色无华,头晕目眩,心悸气短,神疲肢倦,纳呆泄泻,舌质淡、苔薄白,脉沉缓或细无力。气滞血瘀:月经数月不行,小腹胀痛拒按,精神抑郁,烦躁易怒,胸胁胀满,舌质紫黯或有瘀斑,脉沉弦。寒湿凝滞:月经数月不行,小腹冷痛拒按,得温痛减,形寒肢冷,面色青白,舌苔白,脉沉迟。

一、治疗方法

本病多见瘀证、虚证或者寒湿证,灸可活血化瘀、扶正补虚、祛寒除湿,选用透灸温针法。治疗原则:血枯者滋补肝肾,益气养血;血滞者活血化瘀,温散寒湿。取穴以局部穴位为主,主穴选关元、气海、归来、三阴交、合谷。肝肾不足者加肝俞、太溪以补益肝肾,调理冲任;气血亏少者加脾俞、足三里以健脾和胃,益气生血;气滞血瘀加太冲、期门、血海疏肝理气,活血调经;寒湿凝滞加命门、腰阳关温化寒湿,行滞祛瘀。

(一)温针透灸法

针刺:针刺穴位常规消毒后,选用直径为0.30mm的毫针,关元、气海、归来、合谷穴直刺25mm,三阴交直刺40mm,以得气为度。

透灸:把6段(每段长3cm)艾条点燃后,均匀摆放于灸箱(灸箱尺寸:长25cm、宽20cm、高17cm)内,分上下两排各放3段,灸箱平稳放置于以关元、气海为中心的部位,将灸箱盖打开1cm的缝隙,使空气进入灸箱内助艾条燃烧,用滤布覆盖灸箱顶部及箱体四周,溢出柔和、白色烟雾为度,透灸时间为40min,灸箱内温度控制在43～45℃,透灸后见有皮肤汗出,出现红白相间的花斑。

(二)其他疗法

1. 皮肤针法 在腰骶部取相应背俞穴及夹脊穴、下腹部取任脉、足少阴肾经、足阳明胃经、足太阴脾经、带脉等。用皮肤针从上而下,循经叩刺,反复叩刺3遍。每日或隔日1次。

2. 耳针法 取内分泌、肾、肝、脾、内生殖器、皮质下、神门。每次选3～5穴,毫针中等刺激,留针 30min,每日 1 次,两耳交替。也可行耳穴埋针或压丸法。

3. 穴位注射法 取肝俞、脾俞、肾俞、气海、石门、关元、归来、气冲、足三里、三阴交。每次选 2～3 穴,用黄芪、当归、红花等中药制剂,或胎盘组织液、维生素 B_{12} 等,每穴每次注入 1～2ml,隔日 1 次。

4. 电针法 取归来配三阴交,中极配地机,曲骨配血海。选其中任何一组穴位接电针,各对穴位交替使用,每日或隔日治疗 1 次,每次 15min。

二、临床案例

患者田某,女,28 岁。2014 年 5 月 7 日初诊,主诉:停经 8 个月。患者 13 岁月经初潮,平素期、量、色、质均正常。2013 年 6 月 18 日做人工流产手术,手术后 9 天因胎物有残留进行清宫,两个月月经未潮,肌注黄体酮行经一次,至今月经未潮。刻诊:形体瘦弱,面色少华,腰膝酸软,耳鸣,乏力,多梦易醒,纳可,舌质黯,边有齿痕,苔白腻,脉沉细。B 超示:子宫稍小,三径:4.6cm×4.4cm×3.4cm,内膜厚 0.5cm。妇科检查:外阴无异常,阴道畅软,宫体质中,后位,大小适中,活动度可,宫颈光滑,两侧附件无压痛。性激素检查:促卵泡生成激素(FSH):1.56mIU/ml,促黄体生成素(LH):2.15mIU/ml,雌二醇(E2):17.81pg/ml,孕酮(P):0.83ng/ml。

诊断:闭经(肝肾不足证)。

治则:滋肾活血,调理冲任。

取穴:关元、气海、三阴交、血海、肝俞、肾俞。

操作方法:

温针透灸法。穴区皮肤用 75％ 酒精消毒,选用直径为 0.30mm 的毫针,患者取仰卧位,直刺关元、气海穴 25mm,直刺三阴交、血海 40mm,行针得气后,用灸箱透灸。灸箱平稳放置于以关元、气海为中心的部位,透灸时间为 40min,灸箱内温度控制在 43～45℃,透灸过程中,患者感觉有灸感从腹部向组织深部渗透,灸后腹部皮肤出现红白相间的花斑。再让患者取俯卧位,斜刺肝俞、肾俞 25mm,行针得气后,同样透灸。每天 1 次,10 次为一疗程,疗程间休息两天。治疗 3 个疗程后,于 2014 年 6 月 13 日经水复潮,但经量少,色黯,3 天即净。腰酸、耳鸣、乏力症状好转,睡眠质量改善。再治疗 3 个疗程,患者腹部花斑面积减弱明显,经量、色、质恢复正常,精神大好。性激素复查:FSH:11.85mIU/ml,LH:8.59mIU/ml,E2:49.83pg/ml,P:0.92ng/ml。随访 3 个月,月经周期建立稳定,经行正常。

三、治病依据

经闭,《针灸甲乙经》记载:"女子血不通,会阴主之;月水不通……阴交主之。"《针灸大成》:"月经断绝,中极、肾俞、合谷、三阴交。"《神应经》:"女子月经不来,曲池、三里、三阴交。"《针灸集成》:"月经不通,合谷、阴交、血海、气冲。"闭经的发病原因较为复杂,如精神因素、内分泌失调以及全身性疾病等均可导致闭经发生。针刺治疗因精神因素及内分泌失调引起的闭经效果显著。研究认为针灸具有良好的镇痛作用,针灸对抑制大脑皮质的异常兴奋有较好的作用。针灸可调整下丘脑–垂体–卵巢功能,调节人体内分泌功能,促进卵泡发育成熟及排卵,并可调节体内雌激素和孕激素水平,使子宫功能、月经周期恢复正常。针灸对内脏自主神经的调节亦可缓解机体紧张,从而有利于闭经的治疗。

四、注意事项

引起经闭的原因较多,不同病因引起者针灸治疗效果各异。针灸对功能失调所致的闭经疗效较好,而对严重贫血、结核病、肾病、心脏病、子宫发育不全等其他原因引起的闭经疗效较差,须从病因论治,才能收效。一般而言,针灸治疗闭经疗程较长,应令患者密切配合,坚持治疗。患者应注意情绪调节,保持乐观豁达心态,加强体育锻炼,增强体质,劳逸结合,生活起居有规律。注意饮食调节,忌食生冷,避免淋雨下水。

绝经前后诸症

绝经前后诸症,是指妇女在绝经前后,出现烘热面赤,进而汗出,精神倦怠,烦躁易怒,头晕目眩,耳鸣心悸,失眠健忘,腰背酸痛,手足心热,或伴有月经紊乱等与绝经有关的症状,又称"经断前后诸症"。症状发作次数和时间无规律性,病程长短不一,短者1年,长者可迁延数年。

古代医籍中无"绝经前后诸症"病名,其症状散见于"郁证""脏躁""年老血崩""经断复来""皮肤瘙痒""身痛"等多个病症中。西医学称其为"更年期综合征",又称"围绝经期综合征"。妇女绝经前后肾气渐衰,冲任虚损,天癸将竭,阴阳之气不能平衡,脏腑气血不相协调而出现一系列症状。本病以肾虚为本,肾的阴阳平衡失调,影响到心、肝、脾,从而发生一系列的病理变化,出现诸多证候。因妇女一生经、孕、产、乳,数伤于血,易处于"阴常不足,阳常有余"的状态,而且经断前后,肾气虚衰,天癸先竭,所以临床以肾阴虚居多。治疗上应注重滋肾益阴,佐以扶阳,调以冲任,充养天癸,平调肾中阴阳。

绝经前后诸症大致可分以下5种类型。肝肾阴虚:患者主要表现为潮热汗出,头晕,心悸,胸闷,心烦,失眠多梦,颜面潮红,手心发热,口干舌燥,舌红苔少,脉细数。肾阳虚证:断经前后经行量多,经色淡黯,或崩中漏下,精神萎靡,面色晦黯,腰背冷痛,小便清长,夜尿频数,或面肢浮肿,舌淡,或胖嫩边有齿痕,苔薄白,脉沉细弱。肾阴阳俱虚证:断经前后,月经紊乱,量少或多,乍寒乍暖,烘热汗出,头晕耳鸣,健忘,腰背冷痛,舌淡苔薄,脉沉弱。气阴不足:断经前后神志恍惚,心悸健忘,气短乏力,心烦不安,夜睡梦多,口干、大便干结,舌嫩红,脉细数。心虚肝郁:精神恍惚,常悲伤欲哭,不能自主,睡眠不安,甚则言行失常,呵欠频作,舌红少苔,脉细弦。

西医学认为本病的发生是由于卵巢内卵泡生理性耗竭,卵巢功能衰退,雌激素水平下降而引起一系列症状和体征的变化。雌激素水平下降,诱导下丘脑分泌促性腺激素释放激素增加,进而刺激垂体释放促卵泡激素(FSH)和促黄体生成素(LH)增加;同时,卵泡产生抑制素减少,也使 FSH 和 LH 增加,从而导致自主神经功能紊乱,出现一系列症状。

一、治疗方法

取穴:主穴选取肝俞、肾俞、心俞、三阴交、太溪。肾阴虚配阴谷、照海;肾阳虚配命门、腰阳关;脾虚痰凝配丰隆、脾俞;肝郁气滞配合谷、太冲。

(一)温针透灸法

针刺:穴位进行常规消毒后,选用1寸的一次性无菌针灸针,肝俞、心俞、肾俞直刺1寸,三阴交、太溪直刺0.5寸,行补泻手法促使得气。

透灸:将一根艾条平均分成6段,点燃后均匀放入艾灸箱中,将艾灸箱放于背部心俞、肝俞、肾俞穴,盖上灸箱盖子,箱盖需留1cm的缝隙,确保空气进入助燃,艾灸箱上加盖滤烟布,待艾条燃尽,患者感觉不到热度时,将艾灸箱取下,并将针取出。

(二)其他疗法

1. **耳针疗法**　肾、交感、神门、皮质下、内分泌。毫针轻刺激,每日1次,或耳压王不留行籽,两耳交替。

2. **火罐疗法**　取穴心俞、肝俞、脾俞、肾俞,每隔2日1次,每次10min。

二、临床案例

刘某,女,45岁。2015年7月20日就诊。主诉:心慌、汗出1月余。1月前,患者无明显诱因出现心慌、汗出、伴随口唇周围出现痤疮、口腔溃疡,至我科就诊。刻诊:患者情绪不佳,心慌、气短乏力、汗出、口腔内溃疡明显,下颌出现少量的痤疮,颜色黯红,舌嫩红,脉细数。

诊断:脏躁(气阴不足型)。

治则:益气养阴。

取穴:心俞、肝俞、脾俞、肾俞、三阴交、太溪。

操作方法:

先用消毒棉球蘸 75% 酒精消毒以上穴位,选用 1 寸毫针,直刺 0.5 寸,针刺得气后,用艾灸箱透灸背部心俞、肝俞、脾俞、肾俞,在灸箱外面盖上 3 层滤烟布,灸至艾条燃尽,待患者感觉不热时取下灸箱并起针,皮肤出现潮红、汗出。治疗 3 次后,患者情绪稍有缓和,心慌减轻;治疗 5 次后,患者觉体力稍健,口腔内溃疡减轻,按此法继续治疗 1 周,诸证皆除。

三、治病依据

人到了四十岁以后,脏腑经脉的功能开始衰减,汉代张仲景《金匮要略·妇人杂病脉证并治》记载有绝经前后诸症的表现:"妇人脏躁,喜悲伤欲哭,象如神灵所作,数欠伸"。明代《景岳全书·妇人规》:"妇人于四旬外,经期将断之年,多有渐见阻隔,经期不至者……"《灵枢·天年》:"四十岁,五脏六腑十二经脉皆大盛以平定,腠理始疏,荣华颓落,发颇颁白。"

西医学认为本病与卵巢分泌的雌激素水平波动或下降所致的以自主神经系统功能紊乱有关。背俞穴位于足太阳膀胱经背腰部第一侧线,为脏腑之气输注于背腰部的部位,对调理脏腑功能起着重要的作用。

四、注意事项

应嘱咐病人:①做好预防,定期进行体格检查、妇科检查、防癌检查、内分泌检查等,做到早发现,早治疗。②维持适度的性生活、调畅情志。③适当参加体育锻炼,增强体质。④劳逸结合;调节饮食。⑤保证充足睡眠,避免熬夜及过度劳累。

不孕症

不孕症指育龄妇女,未采取任何避孕措施,配偶生殖功能正常,婚后性生活正常,同居两年以上而未怀孕者;或曾有过生育或流产,而又两年以上未怀孕者。前者称原发性不孕,后者为继发性不孕。

本证与肾精关系密切,如先天肾虚,或精血亏损,使冲任虚损,寒客胞脉,而不能成孕;情志不畅,肝气郁结;气血不和,或恶血留内,气滞血瘀;或脾失健运,痰湿内生,痰瘀互阻,胞脉不通,均可致不孕。本病有虚有实,虚证多为肾虚不孕,实证多为肝气郁结或痰瘀互阻。

西医学把不孕的发病原因归结为以下几方面:输卵管阻塞或通而不畅;排卵障碍;子宫内膜异常;不明原因的不孕:即不孕夫妇所检查的各项指标都正常,不孕原因暂无法解释。不孕症的临床表现多数可无症状,或有闭经、痛经、月经稀少、不规则阴道出血或子宫颈、阴道炎性疾病致阴道分泌物增多、附件肿物、增厚及压痛;毛发分布异常;乳房及分泌异常等临床表现。

本病分4个证型:①气滞血瘀:精神抑郁,喜叹息,经前小腹及乳房胀痛,附件增厚或正常,压痛不明显。②湿热瘀阻:月经先期,或经期延长,量多,质稠,色鲜红或紫红,夹有血块,带下色黄、量多,腰骶酸痛,少腹疼痛等为主证,同时可伴有附件增厚,压痛明显或可扪及炎性包块。③寒凝血瘀:小腹疼痛,经期加重,喜暖恶寒,月经量或多或少,色黯,有血块,子宫活动差,后穹隆可及触痛性结节,附件多呈条索状增粗,或片状增厚,可有压痛。④寒湿瘀结:小腹及腰骶坠痛,劳累、性交后加重,带下量多等,附件区片状增厚或可扪及囊性肿物,或子宫输卵管造影示输卵管积水。

一、治疗方法

实证以温通胞脉,行瘀通络为主,选穴:肝俞、归来、子宫、丰隆、三阴交;虚证以补益肝肾,温通胞脉为主,选穴:关元、气海、归来、子宫、肾俞、三阴交,治疗采用温针透灸法。

(一)温针透灸法

针刺:针刺穴位常规消毒后,选用直径为0.30mm的毫针,肝俞、归来、子宫、三阴交直刺30mm,丰隆、关元、气海、肾俞直刺30～40mm,使局部有酸胀感。

透灸:将6段长3cm的艾条一端点燃后,均匀放入艾灸箱内,将艾灸箱放在腹部针刺部位,施灸过程中根据患者描述的温度高低,灵活调节盖板及覆布,以保持温热而无灼痛为宜,待艾条燃尽,自觉无温热感时,将灸箱取下,将针拔出即可。

(二)其他疗法

1. 电针疗法　每次取主穴肾俞、关元、归来、肝俞、子宫、三阴交,配穴丰隆、气海等。于两次月经中间连针 3 天,每日 1 次。进针后,先采用平补平泻手法,用中等强度刺激半分钟,腹部穴要求针感向外生殖器放射。通以电针仪,连续波,频率为 60～120/ 分;电流强度以病人感舒适为度,留针 30min。

2. 耳穴疗法　选取内分泌、卵巢、肾上腺、缘中、三焦,用胶布粘王不留行籽贴于穴位处,并按压至患者耳部发红发热,嘱患者每日按压 2～3 次,每次按压 2～3min。

3. 穴位埋线　取双侧三阴交穴,于月经净后 3～7 天进行治疗,穴位消毒后,用 2cm 长的 0 号羊肠线,塞入埋线针内迅速将羊肠线注入穴内,针眼贴以消毒创可贴。

二、临床案例

患者,女,28 岁,公司职员,2014 年 3 月 20 日来诊。主诉:不孕 3 年余。现病史:结婚 3 年不孕,有正常性生活,未采取避孕措施,且男方检查健康,3 年前有过流产史。2013 年 12 月 26 日做 B 超显示:左侧卵巢呈囊性(52mm×43mm×36mm),曾服桂枝茯苓丸等中成药治疗,效果不明显,遂来我科就诊。刻诊:少腹冷痛,月经先后不定期,量少,行经腹痛,有血块,经前乳胀,烦躁易怒,纳可,眠一般,舌质黯、苔白厚、脉弦。

诊断:不孕症(肝郁痰凝型)。

治则:温通经脉,行气化瘀,涤痰散结。

取穴:关元、中极、归来、足三里、阴陵泉、三阴交、太冲。

操作方法:

温针透灸法。用 75% 乙醇棉球局部消毒,选用直径 0.30mm 的毫针,直刺关元、中极、归来 1.0 寸,直刺足三里、阴陵泉 1.5 寸,直刺三阴交、太冲 0.5 寸。同时配合艾箱透灸,将灸箱放于以关元、中极为中心的下腹部,取 6 段长约 3cm 的艾条,点燃两端后,均匀摆放在艾灸箱中,盖板留 1cm 的缝隙,使空气流通,艾条充分燃烧,上盖滤烟布,时间约 40min,灸至腹部皮肤微微汗出、潮红花斑为度。每天 1 次,10 次为一个疗程。治疗 5 个疗程后,患者自感腹部温暖,月经量可,经前乳胀减轻,经行无腹痛,腹部超声示:左侧卵巢呈囊性(47mm×39mm×33mm);又治疗 7 个疗程后,患者告知当月月经已推迟 2 周未至,末次月经时间为 2014 年 8 月 2 日,经血检 HCG 显示已怀孕。

三、治病依据

古代医家治疗不孕多取任脉及局部穴位,如《医心方》载:"治无子法:灸中极穴",《备急千金要方》云:"妇人绝嗣不生,胞门闭塞,灸关元三十壮,报之"。《针灸大成》云:"子宫:二穴,在中极两旁各开三寸,针二寸,灸二七壮,治妇人久无子嗣。"这些古人的治疗经验也被沿用至今。现代临床研究证实,针刺能够降低血清白细胞介素6(IL-6),从而抑制炎性水肿,降低血清丙二醛(MDA)水平来减轻氧自由基损伤,有效提高卵巢的免疫功能。可减少氧自由基的产生,来提高卵巢功能,抑制卵巢囊肿的生长来改善痰凝血瘀的状况,促使囊肿萎缩,来提高受孕率。而透灸可以加速血液循环,激活免疫系统,从而调节免疫防御功能。因此针刺结合艾灸对由卵巢囊肿引起的不孕症治疗效果显著。

四、注意事项

应嘱咐患者:①讲究经期卫生,预防感染。在月经来潮期间,如不讲究卫生,容易得各种妇科病,如月经不调、痛经、外阴炎、阴道炎、宫颈炎、子宫内膜炎、附件炎、盆腔炎等、这些病症均会妨碍婚后受孕。②月经不调应早治:月经不调是指经期、经色、经量发生变化,或发生闭经、痛经、崩漏等,不孕妇女大都不同程度存在这些现象。因此,月经期间的饮食宜温热,忌寒凉,少女患月经不调时,要及早治疗。③注意体育锻炼,保持良好的心情。

小儿脑性瘫痪

小儿脑性瘫痪简称小儿脑瘫,是指由于不同原因如难产窒息、父母精血不足等先天禀赋不足或后天调护失当、脾肾两虚、精血化生不足致小儿智力低下、运动障碍的疾病。可伴惊厥、听觉与视觉障碍及学习困难等,大部分患儿体质较差,常伴有营养不良、出汗多、反复上呼吸道感染等症状。属于中医学"五迟""五软""五硬""胎弱""痿证"等范畴。

中医学认为本病主要是因先天不足、后天失养、病后失调及感受热毒致使气血不足,五脏六腑、筋骨肌肉、四肢百骸失养形成亏损之证。本病的病位在脑,与肝、肾、心、脾关系密切。病变性质多属虚证,也有虚实夹杂证。以肢体运动功能障碍为主,根据运动功能障碍的表现区分为痉挛型、锥体外系型、共济失调型及混合型。重症脑瘫可伴智力低下、癫痫发作、语言障碍、视觉及听觉障碍及学习困难等。脑电图、头颅X线、CT等有助于本病的明确诊断。

本病分为两个证型:筋骨痿弱,发育迟缓,站立、行走或长齿迟缓,目无神采,面色不华,疲倦喜卧,智力迟钝,舌质淡嫩,脉细弱,为肝肾不足;筋肉痿软无力,头项无力,精神倦怠,智力不全,神情呆滞,语言发育迟缓,流涎不禁,食少,便溏,舌淡、苔白,脉细弱,为心脾两虚。

一、治疗方法

以补益肝肾、益气养血、疏通经络、强筋壮骨为原则。选取大椎、百会、四神聪、身柱、腰阳关、合谷、足三里为主穴。肝肾不足加肝俞、肾俞、太溪、三阴交;心脾两虚加心俞、脾俞;上肢瘫加肩髃、曲池、外关,下肢瘫加环跳、阳陵泉、悬钟、解溪;语言障碍,语言迟缓加廉泉、哑门、通里;肢体屈曲、拘挛、痿软等皆以局部穴相配以舒筋活络。

(一)温针透灸法

针刺:针刺穴位常规消毒后,选用直径为 0.30mm 的毫针,百会、四神聪、大椎、身柱、腰阳关、合谷、足三里常规针刺;廉泉、哑门、肩髃、曲池、外关、通里点刺不留针;肝俞、肾俞穴向脊柱斜刺 0.2～0.3 寸;其余穴位均常规针刺,以得气为度。

透灸:针刺时,配合百会穴透灸,操作:一手持点燃的艾条与皮肤保持一定距离,对针刺穴位施灸,另手的食、中指置于针刺穴位两侧,测知患者局部受热程度,施灸过程中询问热量是否合适,施灸 30min。

头部皮肤较厚,施灸时,开始要保持适当距离,以有温热感为度,待患者对热量耐受时,逐步移近距离以患者不感觉到烫为宜,并时刻询问患者热量是否合适,患者可感头皮温热,后温热感逐步从头皮向内渗透,最后整个头部温热。

(二)其他疗法

1. 头针法　取额中线、顶颞前斜线、顶旁 1 线、顶旁 2 线、顶中线、颞后线、枕下旁线。局部消毒后,用 1～1.5 寸毫针迅速刺入皮下,深度在帽状腱膜下,然后将针体与头皮平行,推送至所需的刺激区,留针 1～2h,留针时可以自由活动。每日或隔日 1 次。

2. 耳针法　取皮质下、交感、神门、脑干、肾上腺、枕、心、肝、肾;上肢瘫痪者加肩、肘、腕;下肢瘫痪,加髋、膝、踝。每次选用 4～6 穴,用王不留行籽贴压,每日按压刺激 2～3 次。

3. 穴位注射法　取大椎、曲池、手三里、合谷、肾俞、足三里、阳陵泉、承山等穴,每次选 2～3 穴,用 10% 葡萄糖注射液,或维生素 B_1,或维生素 B_{12},或 γ-酪氨酸等。每次选用 2～4 穴,每次每穴注入 0.5～1ml,隔日 1 次。

二、临床案例

患者,男,石某,7岁半,2015年4月27日就诊,家长代诉:记忆力差伴头顶部疼痛5年余。病史:患儿母亲有怀孕期间感冒,口服柴胡口服液的孕史,患儿出生时"缺氧",后经头颅MRI检查,未见明显异常,发育迟缓,长至3岁时才能走路,且行走不稳,只能走平路,双下肢肌张力高,5岁始能独立行走,患儿2岁会说话后诉其头疼,经当地医院就诊,诊断为"小儿脑瘫",2年前至郑州某三甲医院进行门诊治疗,给以营养神经,活血化瘀药物治疗,效果不佳,今至我科就诊,刻诊:患儿母亲代诉,患儿经常头顶部疼痛,记忆力差。

诊断:小儿脑瘫(肝肾不足)。

治则:健脑开窍,活血通络。

取穴:头维、百会、四神聪、风池、承灵。

操作方法:

针刺穴位常规消毒后,选用直径为0.30mm毫针,头维、百会、四神聪向后平刺0.3寸,承灵向后下方平刺0.3寸,风池向鼻尖方向刺0.6寸,留针30min,10min行针一次,1次/天;针刺同时透灸百会穴;针刺后用王不留行籽贴压患儿一侧耳穴神门、肾、脑点、颈椎、腰椎,3天1次,左右耳交替贴压,1个月为1个疗程;2周后复诊,患者头疼症状缓解,记忆力有所改善,可以一次性从1数到100,1月后复诊,患儿母亲代诉,患儿说话较以前清晰,头疼次数减少,嘱其保持信心,继续治疗。

三、治病依据

古代有针灸治疗脑瘫的记载,《针灸甲乙经》载:"痿厥,身体不仁,手足偏小。先取京骨,后取中封、绝骨,皆泻之。"现代也有用艾灸治疗小儿脑瘫,认为艾灸能增强机体抵抗力,增强人体的正气,有较好的远期治疗效果。西医学认为,引起小儿脑瘫的原因较多,但主要由围产期和出生前各种原因引起颅内缺氧、出血等导致,如母孕期感染、胎儿窘迫、新生儿窒息、早产、脑血管疾病或全身出血性疾病等。针刺能较有效地刺激末梢神经及牵张反射的感受装置,阻断γ环路,降低肌张力,疏通经络,通调气血,醒神开窍,气至病所,使症状得以改善。再者通过对脑瘫患儿针灸治疗前后过氧化脂质检测发现,针灸能降低脑瘫患儿血中过氧化脂质含量,从而改善组织和器官的血液供应,使脑细胞的功能得到代偿和恢复。另外通过对脑瘫患儿针灸前后耳郭微循环检测发现,经治疗后红细胞聚集率降低,细静脉血流速度加快。说明针刺可使相应脑组织微血管扩张,侧支循环代偿,脑血流量增加,从而使局部微循环状况得到改善,起到强身健体作用,使疾病痊愈。

四、注意事项

在针灸治疗时应告知病人家属:①婴幼儿要定期体格检查,科学喂养,增强体质与抗病能力。②针灸治疗本病有一定的疗效,年龄小、病程短者效果较好,年龄大,疗程长者,效果较差。③针灸治疗本病的同时,嘱家长对患儿配合进行肢体功能锻炼、语言和智能训练,促进智能发展,预防肌肉萎缩,改善全身状况。

第四节　五官科病症

耳鸣、耳聋

耳鸣、耳聋都是听觉异常的症状。耳鸣是指患者自觉耳内鸣响,妨碍听觉和听力功能紊乱的一种症状。耳聋是指听力减退或听觉丧失。耳鸣、耳聋二者表现虽然不同,但常同时存在。

本病多由暴怒惊恐、肝胆火旺、夹痰蒙蔽清窍,或因肾气虚弱、精气不能上充于耳所致。西医学的神经性耳鸣、耳聋及外伤、药物中毒、高烧等均能引起本病。

耳聋可分为四度,0度:听力正常,日常听话无困难,纯音听力损失不超过10dB;1度:轻度聋,远距离听话或听一般距离低声讲话感到困难,纯音听力损失10～30dB;2度:中度聋,远距离听话感到困难,纯音听力损失30～60dB;3度:重度聋,只能听到很大的声音,纯音听力损失60～90dB。

本病分实证和虚证:实证:暴病耳聋或耳中闷胀,鸣声隆隆不断,耳闻如潮声、风雷声,按之不减,多伴头痛、头胀,面红口干,烦躁不安,舌红、苔黄,脉弦有力。虚证:耳内有突然空虚或发凉的感觉,劳则加剧,按之鸣声减弱,夜间更甚,听力逐渐减退,多见头晕,腰酸,遗精,带下,食欲不振,舌质红、少苔,脉细弱。

一、治疗方法

实证以清肝泻火,活血通窍为治疗原则,用针刺;虚证以补益肾气,通窍益聪为治疗原则,采用透灸温针法。取穴:翳风、耳门、听宫、听会、中渚、侠溪。

（一）温针透灸法

针刺:针刺穴位常规消毒后,选用直径为 0.30mm 的毫针,翳风、耳门、听宫、听会直刺 20mm,中渚、侠溪斜刺 20mm,使局部有酸胀感。

透灸:针刺后,采用艾条透灸,医者手持艾条,一端点燃,对着患者翳风及耳门、听宫、听会,距离皮肤 2～3cm,采用温和灸,每个穴位灸 20min。患者在施灸过程中,会感觉到局部的温热舒适,并出现灸感向头部及耳部深部组织渗透。在施灸的过程中,局部有舒适感、胀痛感、沉重感、痒感,灸后局部出现均匀的潮红、汗出、花斑。

（二）其他疗法

1. 耳压疗法　取内耳、肾、肝、内分泌、神门,强刺激,留针 30min,隔日 1 次,10 次为 1 个疗程;也可用王不留行籽贴压,3 日更换 1 次。

2. 水针疗法　取听宫、翳风、肾俞、肝俞,注射当归注射液,丹参注射液,每次 2ml,每天或隔天 1 次。

3. 头针疗法　取晕听区,针刺每日 1 次,10 次为 1 个疗程。

二、临床案例

案 1. 患者,男,24 岁,于 2015 年 3 月 9 日就诊。主诉:右侧耳鸣伴听力下降 1 周。1 周前患者因感冒,出现右侧耳鸣,听力下降,身体乏力,头晕,口渴,在中牟县人民医院进行输液治疗,没有疗效,遂至中医学院二附院住院治疗,经脑 MRI、耳内镜检查均未见异常,住院期间进行输液、穴位注射治疗等,效果不佳,遂至我科就诊。刻诊:患者右侧耳鸣,如吹风样,听力下降,伴有头晕恶心,发热口渴,身困乏力,舌淡苔薄黄,脉浮数。

诊断:耳鸣（外感风热型）。

治则:疏风清热解表。

取穴:耳门、听宫、听会、翳风、曲池、外关、中渚。

操作方法:

上述穴位常规消毒,耳门、听宫、听会、翳风直刺进针 0.5 寸,中渚斜刺进针 0.5 寸,外关、曲池直刺进针 1.5 寸,平补平泻,留针 30min。用此法治疗 1 天后,患者自觉耳鸣症状减轻,听力有所好转,头晕症状缓解;治疗 1 周后,患者头晕症状消失,耳鸣明显缓解,且听力提高,按此法继续治疗 3 周痊愈。

案 2. 患者,男,24 岁,2015 年 6 月 8 日来诊。主诉:右耳听力下降、闷胀,伴耳鸣 10 天余。病史:患者自诉 10 天前因劳累熬夜后出现右耳听力下降,耳朵闷胀感,耳鸣,头晕,昏蒙。遂至当地西医院就诊,给予肌内注射、输液、激素冲击治疗后,双耳闷胀感及头晕症状减轻,但听力恢复不明显,遂至我科室就诊。刻诊见:双耳听力下降,耳朵闷胀感,兼见耳鸣、头昏头蒙、胸闷、舌红、苔黄腻,脉弦滑。

诊断:耳聋(痰火郁结型)。

治则:豁痰开窍,聪耳启闭。

取穴:双侧耳门、听宫、听会、翳风、阴陵泉、中渚、合谷、丰隆、三阴交、足三里、侠溪。

操作方法:

用 75% 酒精棉球局部消毒,选用 1 寸毫针针刺耳门、听宫、听会、翳风、中渚、合谷、侠溪;用 1.5 寸毫针针刺足三里、阴陵泉、三阴交、丰隆,行平补平泻,留针 30min,并嘱患者回家后用艾条对准右侧耳朵局部施灸约 40min,透灸时以局部出现温热舒适,并出现灸感向头部及耳部深部组织渗透,灸后局部出现均匀的潮红、汗出、花斑为宜。每日一次。治疗 1 周后患者诉自觉听力有所恢复,头昏沉症状有所好转,但仍感觉耳内闷胀,耳鸣,继续治疗 1 月,诸症皆除。

三、治病依据

《灵枢》中有记载针灸治疗耳鸣耳聋的处方,如《灵枢·口问》篇中说:"黄帝曰:人之耳中鸣者,何气使然? 岐伯曰:耳者,宗脉之所聚也,故胃中空则宗脉虚,虚则下溜脉有所竭者,故耳鸣,补客主人,手大指爪甲上与肉交者也。"晋代皇甫谧《针灸甲乙经》中出现多穴处方,如"手太阳少阳脉动发耳病"载:"耳鸣,百会及颔厌、颅息、天窗、大陵、偏历、前谷、后溪皆主之。耳痛聋鸣,上关主之,刺不可深……耳聋填填如无闻,怅怅嘈嘈若蝉鸣,鸫鴂鸣,听宫主之……"。古代医家在治疗耳鸣耳聋时,取穴主要集中在足少阳胆经、手少阳三焦经、足太阳膀胱经和手太阳小肠经。

西医学认为针灸治疗本病可改善耳部的血液循环,使耳内血液供应得到增强,改善了耳内毛细血管的通透性,有利于新陈代谢,减少病理产物对耳内神经的损害,同时又可使听神经末梢血氧供应增强,有利于损伤的神经元修复与再生;针灸还可阻止或减轻内耳螺旋器毛细胞的坏死,提高听蜗功能,有利于听力的恢复;通过针灸对听觉中枢的作用,增高其兴奋性,有利于与各级听神经之间联系及传导的恢复与建立,促使损伤神经传导功能恢复。

四、注意事项

应嘱咐病人:①合理科学地饮食,避免食用高脂肪类食物。②注意休息,保证充足的睡眠,不要熬夜,积极预防感冒,加强体育锻炼,增强机体抵抗力。③戒除掏耳朵的习惯,掏耳可引起耳道和鼓膜损伤,有时还会并发感染,使听力下降。④洗澡、洗头时防止水流入耳内,皮肤和鼓膜在水中浸泡,容易引起外耳炎,若原先有鼓膜破裂者,水进入耳内可引起中耳炎复发。⑤远离噪音和爆炸现场。⑥避免使用耳毒性药物,如链霉素、庆大霉素、卡那霉素等对听神经有毒害作用的药物。

第五节　其他

晕　厥

晕厥是以突然昏倒,不省人事为主证的一种疾病。其发病时间短,一般数秒至数分钟后清醒,醒后无后遗症,但也有一厥不复而导致死亡的。常见于西医学的休克、昏厥、暑厥、低血糖昏迷以及癔症性昏迷等。古代文献中的"厥""郁冒""昏仆"等即指本病,其分类有气、血、痰、食、酒、暑、蛔厥的不同。

本病常因精神刺激、体位突然变动而诱发。本病始觉头晕乏力,眼前昏黑,泛泛欲吐,继则突然昏倒,不省人事,面色苍白,冷汗淋漓,四肢厥冷,一般移时则醒,醒后无失语、口眼㖞斜、半身不遂等后遗症。虚证多见素体虚弱,由疲劳惊恐、骤然起立引起;实证多见素体强壮,由恼怒、外伤剧烈疼痛引起。但无论何种病因,阴阳失调,气机逆乱是其基本病机。

本病分虚证与实证,凡昏仆见面色苍白,呼吸微弱,汗出肢冷,舌淡,脉无力者,为虚证;凡昏仆见呼吸急促,牙关紧闭,舌淡苔薄白,脉沉弦者,为实证。

一、治疗方法

虚证,治疗当回阳救逆醒神,用透灸温针法;实证,治疗当苏厥开窍醒神,多用针刺。取穴以百会、水沟、气海、关元、内关、涌泉为主。气厥加太冲;血厥加行间;寒厥加神阙;热厥加十二井穴;痰厥加丰隆。

（一）温针透灸法

针刺：针刺穴位常规消毒后，选用直径为 0.30mm 的毫针，水沟、内关、涌泉用 1 寸毫针直刺进针 0.8 寸，气海、关元用 1.5 寸毫针直刺进针 1.2 寸，百会用 1 寸毫针平刺进针 0.5 寸。

透灸：针刺后，采用艾条透灸百会穴，左手用中指和食指将患者头发拨开医者右手持艾条，一端点燃，对着百会穴，距离皮肤 2～3cm，采用温和灸，同时在患者腹部用艾灸箱透灸气海、关元、神阙、天枢等穴，时间 40min。灸后局部出现均匀的潮红、汗出、花斑。

（二）其他疗法

1. 耳针疗法 取肾上腺、皮质下、内分泌、心、神门。交替取 2～4 穴毫针强刺激，间歇运针。

2. 电针疗法 实证可针刺劳宫、涌泉，并加用电针，以快频率、强电流、连续波刺激 20～30min；虚证可针刺百会、气海、足三里，并加用电针，以慢频率、缓和电流、连续刺激 20～30min。

二、临床案例

患者，女，27 岁。2014 年 3 月 28 日就诊。主诉：反复发作性腹痛 2 年，加重伴晕倒半小时。病史：2 年前因工作经常熬夜后出现腹痛，每次月经来潮前 7 天左右开始小腹冷痛，得热痛减，来潮后数小时小腹部出现痉挛性绞痛，持续 4～8h，疼痛难忍，卧床休息 1～2 天后方可缓解，随着紫黑色血块排出而痛减，服用元胡止痛片后症状不能缓解，就诊于某医院，经子宫及其附件彩超检查，未见器质性病变，诊断为原发性痛经，给予中药（具体药物不详）治疗后，效果不佳。1 个月前出差，正逢经期，洗手时突感头晕乏力，眼前昏黑，身颤肢冷，伴面色苍白、全身冷汗（手足部呈滴水样），遂晕倒不省人事，30min 后被服务员发现，叫醒，饮热水而缓解。为防止腹痛晕倒再次发作，至我科就诊，刻诊：小腹冷痛拒按，面色青白伴痤疮，手足不温，夜寐安，二便调舌黯苔白，舌边有瘀斑，脉沉紧。

诊断：痛经厥证（寒凝血瘀型）。

治则：活血逐瘀，通经止痛。

取穴：气海、关元、内关、血海、足三里、三阴交、内庭。

操作方法：

局部常规消毒后，选用 0.30mm×40mm 毫针，关元、气海、血海、足三里、三阴交直刺进针22mm,行平补平泻法,内关直刺15mm行补法,内庭直刺15mm行泻法。留针的同时用艾灸箱透灸腹部,将6段长约3cm的艾条一端点燃后,均匀置于灸箱中,将灸箱放于腹部针刺部位进行施灸,施灸60min,温度控制在42～45℃,行经前7天开始治疗,1天1次,直至月经来潮。前3次施灸时,患者自觉随着温热感的增加,小腹部似有一拳头大小的冰块在溶化,灸至第4次时,融冰感消失,温热感逐渐向小腹两边扩散,直至整个腰骶部和大腿上段,伴双手温热、潮红,当患者感觉不到热度时,将艾灸箱取下,将针取出,见局部皮肤潮红,汗出。连续治疗3个月经周期,治疗期间,行经无痛,面色红润,痤疮明显好转,诸症皆除。3个月后随访,未复发。

三、治病依据

针灸治疗晕厥早在公元前五世纪就有记载,名医扁鹊即用针刺及熨法,取"百会"成功抢救了虢太子的"尸厥"。《扁鹊心书》云:"真气虚则人病,真气脱者人死,保命之法,灼艾第一,丹药第二,附子第三。"《针灸大成》记载"患产后血厥两足忽肿大如股,甚危急。针足三阴经,针行饭倾而苏,肿痛立即消矣",说明灸法同样在中医急救中占有重要地位。现代研究认为针刺水沟有较强的抗休克功能,有明显的呼吸启动或节律恢复作用;能激活休克心肌的糖代谢,加强心肌的能量供给;通过酵解和氧化两条供能途径的代偿,缓解休克状态下细胞的能量危机。针刺内关穴可升高血压,改善心脏功能,达到抗休克的作用。

四、注意事项

①患者出现晕厥,应立即将患者置于平卧位,取头低脚高位,松开腰带,保暖。②晕厥患者清醒后不要急于起床,以避免引起再次晕厥。③要及时到医院针对引起晕厥的病因进行治疗。④避免情绪波动过大,尤其是老年人。

肥胖症

肥胖是指人体脂肪堆积过多,体重超过标准体重的20%以上。肥胖症分为单纯性和继发性两类,前者不伴有明显的神经或内分泌系统功能变化,但可伴有代谢调节障碍,临床上最为常见;后者常继发于神经、内分泌和代谢疾病,或与遗传、药物有关。针灸减肥以治疗单纯性肥胖为主。

轻度肥胖常无明显症状;中度肥胖多有倦怠无力,动则气促,恶热多汗,脘痞痰多,下肢水肿;重度肥胖可产生肺泡换气不足,出现缺氧及二氧化碳潴留,从而引起胸闷气促,嗜睡,严重者可导致心肺功能衰竭等。肥胖容易伴发糖尿病,高血压,动脉粥样硬化,冠心病,各种感染性疾病,妇女月经量减少,甚至闭经。

一、治疗方法

本病多因体内湿阻,以灸法祛湿化痰,选用透灸温针法。治疗原则:祛湿化痰,通经活络。取穴:曲池、天枢、中脘、气海、阴陵泉、丰隆、太冲。脾虚湿盛加三阴交、太白健脾化湿;肺脾气虚加太渊、足三里、肺俞、脾俞益肺健脾。

(一)温针透灸法

针刺:针刺穴位常规消毒后,选用直径为 0.30mm 的毫针,曲池、天枢、中脘、气海、阴陵泉、丰隆直刺 1.2 寸,太冲直刺 0.8 寸,以得气为度。

透灸:把 6 段(每段长 3～3.5cm)艾条两端点燃后,均匀摆放于灸箱(灸箱尺寸:长 25cm、宽 20cm、高 17cm)内,分上下两排各放 3 段,灸箱平稳放置于以中脘为中心的部位,将灸箱盖打开留 1～1.5cm 的缝隙,使少量空气进入箱内助艾条燃烧,再用 5 块 75cm×75cm 滤布覆盖灸箱顶部及箱体四周,以灸箱顶部冒出柔和、白色烟雾为度,透灸时间为 40min,灸箱内温度控制在 43～45℃。透灸过程中,要求患者感觉有热感从腹部皮肤向组织深部渗透或向远端传导、或伴有全身、局部汗出的现象,灸后要求透灸部位的皮肤出现潮红或红白相间的花斑。

(二)其他疗法

1. 皮肤针法　施用梅花针叩刺夹脊穴,与针刺同时施用,隔 1～2 日 1 次。

2. 耳针法　取胃、脾、内分泌、三焦、缘中。每次选用 2～3 穴,毫针刺,中等手法。或于常规消毒后埋针,夏季 3 天换 1 次,冬天每周换 1 次,或王不留行籽贴压。每天 2 次,每次按 10min,以有灼热感为度。

二、临床案例

患者李某,女,42 岁,公务员。2014 年 4 月 28 日就诊,主诉:肥胖 10 余年。患者自诉 10 年前,产后发胖活动不便,喜食肉类食品,少食则饥饿难忍,大便不爽。有高血压病史 10 余年。刻诊:体型虚胖,乏力,睡眠质量差,多梦,大便稀,舌质淡红、苔白腻,脉沉滑。查体:血压 160/120mmHg,身高 156cm,体重

90kg。左手握力 10kg,右手握力 12kg。

　　诊断:单纯性肥胖病(脾胃湿热证)。

　　治则:祛湿化痰,通经活络。

　　取穴:曲池、天枢、中脘、气海、阴陵泉、丰隆。

操作方法:

　　针刺穴位常规消毒后,选用直径为 0.30mm 的毫针,直刺曲池、天枢、中脘、气海、阴陵泉、丰隆 1.2 寸,行针得气后,应用灸箱透灸。灸箱平稳放置于以中脘为中心的部位,透灸时间为 40min,灸箱内温度控制在 43～45℃,透灸时,患者有热感向腹腔内渗透,额头汗出,灸后腹部汗出,皮肤出现花斑。每天治疗 1 次,10 次为一疗程,疗程间休息两天,治疗 4 个疗程后,体重减轻 10kg。左手握力 14kg,右手握力 17kg。患者睡眠质量改善,大便每日 1 次,便质正常。嘱患者加强体育锻炼,注意合理饮食,少食高脂、高糖、高热量的食物,多食蔬菜水果。

三、治病依据

　　古籍中未有肥胖的名词,以"身肿""身重"言之。《千金方》:"身肿身重,关门主之。"《针灸聚英》:"遍身肿满疾久缠,更兼饮食又不化,肾俞百壮,病即瘥。"现代研究认为针灸治疗肥胖,一方面针灸能够抑制患者过亢的食欲,抑制亢进的胃肠道消化吸收功能,从而减少能量的摄入;另一方面针灸可以促进能量代谢,增加能量消耗,促进体脂分解,最终产生减肥的效果。

四、注意事项

　　针灸治疗单纯性肥胖有较好的疗效,还能对脏腑产生调节作用,改善临床症状及并发症。一般认为针灸治疗单纯性肥胖的效果较好,继发性次之,单纯性肥胖又以食欲过强者效果为好。临床多用体针减肥,但配合耳穴贴压治疗也可进一步提高疗效,嘱患者在饭前按压数分钟,对食欲过强的患者能起到抑制食欲的作用。针灸减肥的同时,嘱患者配合适当的体育锻炼,注意合理饮食,少食高脂、高糖、高热量的食物,多食蔬菜水果。

第五章　透灸的临床研究

第一节　透灸法温控技术与应用研究

我们以腹部为研究对象,选取与腹部相关的疾病,通过观察艾灸的时间、温度及灸后的效应,探讨艾灸操作技术与灸时温度变化、灸后机体效应的关系,总结透灸的温控操作技术,为临床提供安全有效、便于操作、推广的透灸方法。以下是我们具体的研究方法。

一、临床资料

（一）一般资料

试验组 32 例患者均来自 2010 年 12 月至 2012 年 1 月河南中医药大学第三附属医院针灸门诊,男 17 例,女 15 例;年龄 20～50 岁;病程最短 1 天,最长 15 年;其中月经过少 11 例,泄泻 10 例,慢性胃炎 11 例;对照组 32 例正常人中,男 16 例,女 16 例;年龄 20～50 岁。两组受试者的性别、年龄,经统计分析差异无统计学意义（均 $P > 0.05$）,具有可比性。

（二）诊断标准

1. **慢性胃炎**　根据《中药新药临床研究指导原则》制定。

2. **泄泻**　参照 1993 年由全国慢性非感染性肠道疾病学术研讨会制定的诊断标准:①持续或反复性的腹泻:大便次数增多,每日 ≥ 3 次,粪便的性状异常,可为稀便、水样便,亦可为黏液便,可伴有轻微腹痛,腹胀,食欲不振,恶心、呕吐,乏力,发热及全身不适等症状。②体格检查:可有腹部压痛,亦可无明显阳性体征。③粪便检查:无多量白、红细胞,粪便隐血试验阴性。经结肠镜检或内科诊断为慢性结肠炎。④除外霍乱、痢疾、伤寒、副伤寒、溃疡性结肠炎、直肠炎或特异性肠炎、肠结核、慢性血吸虫病。

3. **月经过少**　参照《中药新药临床研究指导原则》和《中医病证诊断疗效标准》制定:①月经周期基本正常,为 28～33 天,经血排出量明显减少,甚至点滴即净。②行经时间过短,不足 2 天,经量也因而减少。③月经过少症状连续出现 3 个月经周期以上,排除其他疾病引起的月经过少。

（三）病例纳入标准

1. 试验组纳入标准　①符合以上诊断标准。②年龄 20～50 岁。③自愿参加本研究并签署知情同意书。

2. 对照组纳入标准　①符合世界卫生组织(WHO)健康人的 10 条标准。②年龄 20～50 岁。③血压、体温正常,一般检查无明显异常。④自愿参加本研究并签署知情同意书。

（四）排除标准

①妊娠或准备妊娠妇女,哺乳期妇女。②对艾灸治疗有过敏反应者。③合并有心脑血管、肝、肾和造血系统等严重危及生命的原发性疾病以及精神病患者,不适宜艾灸的其他疾病患者。

（五）中止、剔除标准

治疗过程中温度过高,病人不耐受者,中止研究。有下列情况之一者,予以剔除:①治疗结束后,艾条有 2 段或 2 段以上未完全燃烧者。②艾灸过程中自动退出,不能坚持治疗、或影响数据记录者。

二、方　法

（一）材料设备

艾条(南阳市卧龙汉医艾绒厂生产豫药管械生产许第 20020031 号,豫药管械(准)字 2003 第 2270067 号),产品标准:YZB/ 豫 0030–2003,每根长 20cm;艾灸箱:采用自制艾灸箱(长 30cm、宽 22cm、高 17cm、网高 7cm、孔高 1cm),已获授权,专利号:ZL200720092865.0;电子温度计(北京益都仪表成套厂生产,京制 01060112 号,量程 –50～200℃)。

（二）实验前准备

标定温度计性能。方法:用煮沸开水(100℃)检查感受器感知温度的准确度与灵敏度,对数显温度计精准度进行标定。设标定温度 $T_{标定}$,箱内温度 $T_{箱内}$,箱内实际温度 $T_{实际}$。若 $T_{标定}=100℃$,则 $T_{实际}=T_{箱内}$;若 $T_{标定}\neq100℃$,则 $T_{实际}=T_{箱内}\times100\ /\ T_{标定}$。

（三）取穴与干预

试验组先给予针刺治疗,参照《针灸学》进行取穴。月经过少患者腹部取天枢、气海、关元、归来,泄泻腹部取中脘、天枢、水分;胃炎腹部取中脘、天枢、气海、关元。针刺后进行捻转、提插,患者出现沉、胀等得气感后,行透灸技术操作。留针 40～45min,期间不行针。

对照组不进行针刺,在以肚脐为中心的腹部实施透灸技术操作。

（四）透灸技术操作步骤

在五个统一的基础上，实施透灸操作技术，即①点火方式统一。②使用同一个艾灸箱。③用艾量统一（均用 6 段长 3～3.5cm 的艾条）。④艾条在箱内摆放统一。⑤箱体遮盖烟雾滤布方法统一。

步　骤：

1. 点艾　艾条两端点燃后放入灸箱中，用 6 段艾条分上下两排各放 3 段，在灸箱内均匀摆放。并用针灸针固定在灸箱网上，防止移动艾条滚动造成的热力不均。

2. 放置　灸箱平稳的放置在腹部，将活动的半个灸箱盖打开 1～1.5cm，使外界空气进入灸箱内助艾条燃烧，不可打开灸箱盖过大，否则外界氧气进入箱内过多，艾条燃烧过旺，温度升高过快，病人会产生灼痛感。将数显温度感受管插入灸箱内 4cm，距皮表 1cm 处测量艾箱内温度。

3. 烟雾滤布遮挡　用 5 块（75×75cm）滤布覆盖灸箱顶部及箱体四周。先用一块滤布盖在顶部，其余 4 块滤布把箱体四周包严，防止烟雾溢出。灸箱顶部以冒出柔软、白色烟雾为度。

4. 测温　施灸后，记录每分钟的温度，并观察记录艾灸时的反应，如胃肠蠕动、寒战、蚁行感、饥饿感等。灸后观察记录腹部花斑、潮红、汗出、水疱的出现情况。

（五）统计学处理

用 SPSS18.0 统计软件进行分析，计量资料采用均数 ± 标准差（$\bar{x} \pm s$）表示，采用 t 检验，计数资料采用卡方检验，以 α =0.05 为检验水准，$P < 0.05$ 为差异有统计学意义。

三、观察指标

①知热温度：即艾灸时机体感知到温热时的温度。②知热时间：即艾灸时机体感知到温热时的时间。③知降温度：即机体感到艾灸箱内温度下降时的温度。④降温时间：即从知降温度到患者感觉不热所持续的时间。⑤皮温差：即艾灸前后，皮肤表面温度的差值。⑥透灸时程：即从知热温度到知降温度的持续时间。

四、结果

试验组 32 例,完成 31 例,有 1 例治疗结束后有 3 段艾条未完全燃烧,故剔除。对照组 32 例,完成 30 例,有 2 例治疗结束后均有 2 段艾条未完全燃烧,故剔除。

(一)两组温度控制指标比较

试验组艾灸时知热温度比对照组高($P < 0.01$),说明试验组对热的感知度相对较差;感受到温度持续的时间较对照组长,差异有统计学意义($P < 0.01$);从知热温度到感知温度下降时的持续时间即透灸时程明显延长($P < 0.01$),说明患者对温度的敏感程度降低(表 5-1)。

表 5-1　两组受试者温度控制指标比较

组别	例数	知热温度（℃）	知热时间（min）	知降温度（℃）	降温时间（min）	皮温差（℃）	透灸时程（min）
试验组	31	36.33±0.84	3.58±0.89	43.59±1.41	7.74±1.73	1.87±1.22	32.45±3.25
对照组	30	35.79±0.58	2.63±0.72	44.23±1.62	8.17±1.53	1.84±0.91	28.37±2.37
t 值		2.895	4.578	−1.63	−1.013	0.10	5.59
P 值		0.005	0.000	0.108	0.315	0.921	0.000

表 5-2　两组受试者透灸反应情况比较

组别	例数	灸时反应 有	灸时反应 无	汗出 有	汗出 无	花斑 有	花斑 无	水疱 有	水疱 无	潮红 有	潮红 无
试验组	31	28	3	8	23	30	1	1	30	31	0
对照组	30	7	23	7	23	5	25	0	30	30	0
x^2		27.976		0.050		40.005		1.957		0.350	
P 值		0.000		0.823		0.000		0.162		0.554	

（二）两组透灸反应情况比较

试验组 31 例中,灸后出现潮红 31 例、汗出 8 例、花斑(图 5-1～图 5-3) 30 例、水疱 1 例,灸时出现反应的(胃肠蠕动、寒战、蚁行感、饥饿感等)有 28 例; 对照组 30 例中,出现潮红 30 例、汗出 7 例、花斑 5 例,灸时出现反应的 7 例 (表 5-2)。

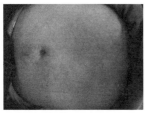 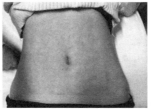 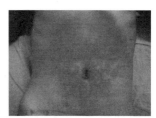

图 5-1　泄泻患者花斑　　　　图 5-2　月经过少患者花斑　　　　图 5-3　胃炎患者花斑

试验组比对照组更容易出现胃肠蠕动、寒战、蚁行感、饥饿感等,差异有统计学意义($P < 0.01$);透灸后两组均出现潮红、汗出,试验组出现花斑明显多于对照组($P < 0.01$)。花斑、胃肠蠕动、寒战、蚁行感、饥饿感等感觉的出现,提示机体处于病理状态,更适合接受艾灸的调治。

此外,两组受试者均描述透灸过程中产生的温热感,不仅从表皮向腹腔、腰部透达,而且向上到头部、向下到膝部透达。

本研究结果发现,试验组比对照组的知热温度平均高出约 1℃,并且达到知热状态所用的时间比对照组平均延长约 1min,从知热温度到感知温度下降时的持续时间平均延长约 4min。说明胃炎、腹泻、月经病等腹部疾病患者经络气血运行不畅,对温度的敏感程度降低。灸后局部皮肤多出现红白相间的花斑,白色说明患者的络脉有气血瘀阻,运行不畅,红色示气血通畅,白色的花斑越大越多,表明病情越重。对照组多出现均匀的潮红、汗出,表明气血通畅。透灸过程中受试者会出现胃肠蠕动、寒战、蚁行感、饥饿感等感觉,此外,受试者描述透灸过程中产生的温热感,不仅从表皮向腹腔、腰部透达,而且向上到头部、向下到膝部透达,这是正常的艾灸反应,表明气血得到疏通,有的出现全身汗出,说明机体在向良性方向进行自我调节。本试验通过观察,艾灸的有效温度控制在 43～45℃。本研究测定了艾灸有效温度的持续时间为 28～32min,同时找出了判断艾灸效果的艾灸反应与临床体征(皮肤潮红、汗出、花斑),完善了临床用灸的量化指标,为艾灸标准的制订提供依据,并且使用灸箱有效地解决了艾灸烟雾对室内环境的污染问题,为临床用灸总结出实用方便的操作方法。

第二节　透灸法治疗失眠的临床研究

我们以失眠患者为研究对象,通过观察透灸法和单纯针刺对失眠患者治疗前后各指标的变化,比较其改善失眠的差异性,并进一步规范其技术标准,为临床提供安全有效、操作性强、便于推广的治疗方案。

一、临床资料

（一）一般资料

本试验观察患者40例,均为河南中医药大学第三附属医院针灸科门诊病人,将符合纳入标准的病例随机分配为透灸法组(试验组)和单纯针刺组(对照组)各20例,进行临床观察。

（二）诊断标准

1. 西医诊断标准　参照中国精神疾病分类方案《中国精神病分类与诊断标准(CCMD-3)》的诊断标准:有失眠的典型症状:几乎以失眠为唯一的症状,包括难以入睡、睡眠不深、多梦、早醒,或醒后不易再睡,醒后不适感、疲乏,或白天困倦等;具有失眠和极度关注失眠结果的优势观念;对睡眠数量、质量的不满引起明显的苦恼或社会功能受损;至少每周发生3次,并至少已1个月;排除躯体疾病或精神障碍症状导致的继发性失眠。

2. 中医诊断标准　依据1993年原国家卫生部《中药新药临床研究指导原则》(治疗失眠)及1994年国家中医药管理局颁布的《中医病症疗效诊断标准》"失眠"制订如下:轻者入寐困难或寐而易醒,醒后不寐,重者彻夜难眠;常伴有头痛,头昏,心悸,健忘,多梦等症;经各系统和实验室检查未发现异常;有反复发作史。

（三）病例纳入标准

1. 同时符合以上西医和中医的诊断标准要求;

2. 年龄18～65岁者;

3. 遵照医嘱治疗者;

4. 签署知情同意书者。

（四）排除标准

1. 已接受其他有关治疗,可能影响本研究的效应指标观测者;

2. 合并有心脑血管、肝、肾和造血系统等严重危及生命的原发性疾病及精神病患者;

3. 妊娠或哺乳期患者;

4. 不是以失眠为主症的其他相关病症的患者,SAS得分＞60或SDS得分＞60分者。

（五）中止、剔除标准

1. 操作中违背治疗方案者；

2. 治疗期间累计中断2次治疗者；

3. 加用其他方法者；

4. 晕针及其他不能耐受针灸治疗者；

5. 因试验引起严重不良事件出现者。

二、方　法

（一）随机方法

采用计算机完全随机方法,用SPSS18.0统计软件,所有符合条件的受试者随机分为试验组和对照组。

（二）操作方法

1. **试验组（透灸法组）**　①体位:嘱患者俯卧于治疗床上,充分暴露针刺部位。②取穴:五脏背俞穴(双侧肺俞、心俞、脾俞、肝俞、肾俞),依照七版《针灸学》教材的定位方法选取。③消毒:以腧穴为中心常规皮肤消毒两遍。④针具:选择0.35mm×25mm、0.35mm×40mm毫针(汉医牌一次性无菌针灸针,天津华鸿医材有限公司生产,批号101201)。⑤针刺:检查核对一次性针灸针的型号、灭菌日期、有无包装破损等,从开口处撕开,将针灸针取出。针刺上述相应腧穴,针刺深度依据患者的肥瘦及腧穴可刺深度而定,各穴位均行平补平泻手法,以得气为度,留针时间同透灸时间。⑥透灸:将8段长3.0～3.5cm的艾条(汉医牌温灸清纯艾条,南阳卧龙汉医艾绒厂生产,批号080628)两端点燃后,放入特制大号艾灸箱内(每排均匀排2段,均匀排4排固定),将艾灸箱平稳放在针刺部位施灸,将活动的半个灸箱盖打开1～1.5cm(使外界空气可进入灸箱内助艾条燃烧,不可打开灸箱盖过大,否则外界氧气进入箱内过多,艾条燃烧过旺,温度升高太快,病人会产生灼痛感,也不利于透灸过程的实现)。用3～5块105cm×105cm的布覆盖灸箱顶部及箱体四周,防止烟雾溢出污染环境及热量散失(灸箱顶部以冒出的清白烟为度,此时证明艾条在箱内缓慢燃烧,温度平稳上升,如果灸箱顶部冒出的烟雾过大,则证明艾条在箱内燃烧过旺,温度会在短时间内急速上升,应再加盖布,防止外界过多氧气进入灸箱)。每次透灸40min,温度控制在45℃,维持20min,期间不行针。

2. **对照组（单纯针刺组）**　除不用透灸外,选穴、定位、针具及针刺操作均同试验组,第20min时行针一次。

3. **疗程**　每日治疗1次,每周连续5次,连续治疗3周为1疗程,共1个疗程。治疗期间停用一切与治疗失眠有关的中、西药物。治疗结束 1 个月后，对痊愈患者进行随访，以观察其复发率。

三、观测指标

（一）匹兹堡睡眠质量指数（Pinsburgh sleep quality index，PSQI）

由美国匹兹堡大学医学中心精神科睡眠和生物节律研究中心的睡眠专家 BuysseD.J. 教授编制，特点是将睡眠的质和量有机地结合在一起进行评定，十分明确具体，简单易行，信度和效度较高，与目前公认的多导睡眠脑电图测试结果有较高的相关性，是国外精神科研究和临床评定睡眠质量的常用量表。此表用于评定被测者最近 1 周的睡眠质量。表中 18 个条目组成 7 个因子，每个因子按 0～3 分等级计分，累积各因子成分得分为匹兹堡睡眠质量量表的总分。总分范围为 0～21，得分越高，表示睡眠质量越差。

（二）焦虑自评量表（self-rating anxiety scale，SAS）

焦虑自评量表是 Zung 于 1971 年编制的一种评定患者焦虑主观症状的临床测量工具，它是含有 20 个项目，分为 4 级评分的自评量表，用于自我评定现在或过去 1 周内的主观感受，可以反映受试者的焦虑程度。国内外应用表明 SAS 是有较高信度和效度的焦虑自评工具之一。

（三）抑郁自评量表（self-rating depression scale，SDS）

抑郁自评量表的原型是 Zung depression scale（Zung 抑郁量表），用于自我评定现在或过去 1 周内的主观感受，可以反映受试者的抑郁程度。SDS 的评分操作方便，容易掌握，其结果不受年龄、性别、经济状况等因素的影响，能够有效地反映抑郁状态的有关症状及其严重程度与变化。

（四）中医症状量表

按失眠临床常见伴发症状，选取出现频率最多的 8 个主要临床症状，分别为：难以入寐、多梦易醒、晨起困倦、心悸易惊、烦躁易怒、健忘、头痛眩晕及脘闷嗳气，并根据无、轻、中、重分别给予 0～3 计分，评定近期与失眠相关的症状情况。

（五）疗效评定标准

依据 1993 年原国家卫生部颁布的《中药新药临床研究指导原则》制定，分级如下：临床痊愈：睡眠时间恢复正常或夜间睡眠时间在 6h 以上，睡眠深沉，醒后精力充沛；显效：睡眠明显好转，睡眠时间增加 3h 以上，睡眠深度增加；有效：症状减轻，睡眠时间较前增加不足 3h；无效：治疗后失眠无明显改善或反加重。

（六）安全性评价

不良事件：受试者在接受治疗或研究时所发生的，未能预见的医疗事件，但与所用治疗手段不一定存在因果关系。事件可以是症状、体征和试验室异常。

不良反应：当一种不良事件经评价，有理由与所研究的治疗方法有关，则称为不良反应。

二者的区别关键在于是否与试验用治疗手段有关。

严重不良事件，指在任何治疗手段下发生的难以处理的医疗事件，无论与治疗有无关系。包括死亡、危及生命、导致患者住院或延长住院时间、导致永久或严重残疾/功能障碍、导致先天异常/畸胎、影响工作能力、或导致先天畸形等。

在诊治过程中注意观察有无不良事件和不良反应，并做好记录。如有不良事件发生，应判断其原因，分析其与治疗方法的相关性。对出现的不良反应要及时处理，处理的方法要记录。根据有无不良反应及程度轻重，制定安全性评价标准：

1 级：安全、无任何不良反应；

2 级：比较安全，如有不良反应，不需做任何处理可继续治疗；

3 级：有安全性问题，有中等程度的不良反应，做处理后可继续治疗；

4 级：因不良反应中止试验。

四、结果

本次研究结果表明，使用针刺配合透灸法和单纯针刺治疗失眠，在改善失眠患者主观症状和客观体征方面两组均有明显的疗效，试验组对于抑郁、PSQI各项积分中日间功能和中医症状中难以入寐、晨起困倦方面的改善优于对照组。

（一）总有效率分析

表 5-3 两组总有效率比较

数据集	组别	例数	痊愈 例（%）	显效 例（%）	有效 例（%）	无效 例（%）	总有效率（%）	x^2	P值
FAS	试验组	20	11(55.00)	5 (25.00)	3(15.00)	1(5.00)	95.00	2.10	0.55
	对照组	20	9(45.00)	3 (15.00)	5(25.00)	3(15.00)	85.00		
	合计	40	20(50.00)	8(20.00)	8(20.00)	4(10.00)			
PPS	试验组	20	11(55.00)	5 (25.00)	3(15.00)	1(5.00)	95.00	2.10	0.55
	对照组	20	9(45.00)	3 (15.00)	5(25.00)	3(15.00)	85.00		
	合计	40	20(50.00)	8(20.00)	8(20.00)	4(10.00)			

表 5-3 结果表明,两组患者疗效比较,FAS 数据集试验组痊愈 11 例占 55.00%,显效 35 例占 25%,有效 3 例占 15.00%,无效 1 例占 5.00%,总有效率为 95.00%;对照组痊愈 9 例占 45.00%,显效 3 例占 15.00%,有效 5 例占 25.00%,无效 3 例占 15.00%,总有效率为 85.00%;PPS 数据集试验组痊愈 11 例占 55.00%,显效 35 例占 25%,有效 3 例占 15.00%,无效 1 例占 5.00%,总有效率为 95.00%;对照组痊愈 9 例占 45.00%,显效 3 例占 15.00%,有效 5 例占 25.00%,无效 3 例占 15.00%,总有效率为 85.00%;经 x^2 检验均无统计学意义,表明两种疗法的疗效本次试验观察显示无明显差异。

（二）各量表治疗前后得分及总分比较

表 5-4　治疗前后 PSQI 量表各成分得分及总分比较（$\bar{x} \pm s$，分）

指标	组别	例数	治疗前	治疗后	治疗前后差值	t值	P值
睡眠质量	试验组	20	2.55±0.51	0.94±0.55	2.00±0.91	1.19	0.23
	对照组	20	2.40±0.68	1.01±0.75	1.65±0.93		
入睡时间	试验组	20	2.55±0.75	1.00±0.97	1.55±1.31	0.98	0.33
	对照组	20	2.20±0.83	1.00±0.85	1.20±0.89		
睡眠时间	试验组	20	1.95±0.99	0.82±0.55	1.40±1.39	0.70	0.48
	对照组	20	2.10±0.64	0.99±0.95	1.15±0.74		
睡眠效率	试验组	20	1.95±0.99	0.73±0.30	1.65±1.03	1.77	0.08
	对照组	20	1.95±0.75	1.03±0.85	1.10±0.91		
睡眠障碍	试验组	20	1.20±0.41	0.90±0.30	0.47±0.30	1.76	0.08
	对照组	20	1.65±0.48	1.05±0.51	0.60±0.59		
日间功能	试验组	20	2.65±0.58	0.80±0.70	1.95±0.88	2.85	0.00
	对照组	20	1.90±0.78	1.03±0.70	1.20±0.76		
PSQI总分	试验组	20	15.10±4.16	3.65±3.31	14.15±4.24	2.23	0.03
	对照组	20	13.80±4.56	5.30±5.19	8.50±4.08		

表 5-4 结果显示:试验组与对照组治疗后结果比较,在日间功能的改善方面有极显著差异 t=2.85,P=0.00（$P < 0.01$）;在 PSQI 总分的改善方面有显著性

差异 $t=2.23$, $P=0.03$ ($P < 0.05$)。

表 5-5　两组治疗前后焦虑症状积分变化比较（$\bar{x}\pm s$, 分）

组别	例数	治疗前	治疗后	治疗前后差值	t 值	P 值
试验组	20	44.15±4.68	29.70±4.24	14.45±5.41	1.55	0.13
对照组	20	47.20±7.17	36.35±6.87	10.85±8.85		

表 5-5 结果显示：试验组与对照组治疗后结果，无显著差异，$t=1.55$，$P=0.13$ ($P > 0.05$)。

表 5-6　两组治疗前后抑郁症状积分变化比较（$\bar{x}\pm s$, 分）

组别	例数	治疗前	治疗后	治疗前后差值	t 值	P 值
试验组	20	47.65±7.84	32.65±5.11	15.00±7.75	2.09	0.04
对照组	20	46.55±7.12	36.40±7.42	10.15±6.83		

表 5-6 结果显示：试验组与对照组治疗后结果，比较有较显著差异，$t=2.09$　$P=0.04$ ($P < 0.05$)。

表 5-7　两组治疗前后中医症状积分变化比较（$\bar{x}\pm s$, 分）

中医症状	组别	例数	治疗前	治疗后	治疗前后差值	t 值	P 值
难以入寐	试验组	20	2.35±0.74	0.35±0.81	2.00±0.91	2.90	0.00
	对照组	20	2.05±0.88	1.07±0.90	1.15±0.93		
多梦易醒	试验组	20	2.35±0.74	0.78±0.75	1.60±0.82	1.32	0.19
	对照组	20	2.10±0.71	0.93±0.85	1.25±0.85		
晨起困倦	试验组	20	2.30±0.65	0.58±0.35	1.95±0.88	2.34	0.02
	对照组	20	1.95±0.75	0.93±0.65	1.30±0.86		
心悸易惊	试验组	20	0.68±0.50	0.22±0.05	0.60±0.45	1.89	0.06
	对照组	20	0.60±0.45	0.57±0.30	0.36±0.15		

续表

中医症状	组别	例数	治疗前	治疗后	治疗前后差值	t 值	P 值
烦躁易怒	试验组	20	0.90±0.71	0.30±0.10	0.80±0.61	0.62	0.53
	对照组	20	1.07±1.00	0.74±0.35	0.87±0.65		
健忘	试验组	20	1.00±0.85	0.51±0.45	0.55±0.51	0.28	0.77
	对照组	20	1.05±0.82	0.68±0.55	0.60±0.50		
头痛眩晕	试验组	20	1.25±0.55	0.44±0.25	1.00±0.56	0.00	1.00
	对照组	20	1.40±0.68	0.82±0.40	1.00±0.56		
脘闷嗳气	试验组	20	1.45±0.88	0.48±0.35	1.10±0.78	0.64	0.52
	对照组	20	1.25±0.78	0.73±0.30	0.95±0.68		

表 5-7 结果显示:试验组与对照组治疗后中医症状积分较治疗前均有不同程度的好转。试验组与对照组治疗后结果,中医症状积分在难以入寐方面有显著差异,P=0.00($P < 0.05$);在晨起困倦方面有显著差异,P=0.02($P < 0.05$);其他方面无显著性差异($P > 0.05$)。

两组患者疗效比较,试验组痊愈 11 例占 55.00%,显效 35 例占 25%,有效 3 例占 15.00%,无效 1 例占 5.00%,总有效率为 95.00%;对照组痊愈 9 例占 45.00%,显效 3 例占 15.00%,有效 5 例占 25.00%,无效 3 例占 15.00%,总有效率为 85.00%;经 x^2 检验无统计学意义,表明透灸法组与单纯针刺组的总有效率无明显差异。在改善中医症状方面,两组患者治疗后 PSQI、SDS 及中医症状总积分均较治疗前均减少,经统计学处理 $P < 0.05$,有显著差异,说明两组治疗均能明显改善临床症状。两种治疗方法对于失眠单个症状体征改善的比较,其中试验组在改善日间功能方面优于对照组;试验组与对照组相比,试验组的 SDS 积分下降更明显,两组比较具有显著差异($P < 0.05$),表明透灸法组在改善抑郁方面低于单纯针刺组;透灸法组在改善难以入寐、晨起困倦方面,与对照组比较具有显著差异($P < 0.05$),表明透灸法组在改善难以入寐和晨起困倦方面优于单纯针刺组。

透灸法温通透达之力强,可以更好地调节气血与脏腑功能,达到调和营卫、平衡阴阳、宁心安神的功效。

第三节　透灸法治疗腰椎间盘突出症的临床研究

通过观察透灸法配合针刺治疗腰椎间盘突出症患者治疗前后各指标的变化,肯定透灸法治疗腰椎间盘突出症的临床疗效;进一步规范其技术标准,为临床提供操作性强、安全有效、便于推广的治疗方案。

一、临床资料

（一）一般资料

本试验设计观察患者60例,均为河南中医药大学第三附属医院针灸科门诊患者,将符合纳入标准的病例随机分为透灸法配合针刺组(试验组)和单纯针刺组(对照组)各30例,进行临床观察。治疗组30例中,男14例,女16例,年龄最小24岁,最大70岁,平均年龄45.07±14.565岁。对照组30例中,男12例,女18例,年龄最小23岁,最大70岁,平均年龄46.13±14.776岁。

（二）诊断标准

1. 西医诊断标准　参照1994年国家中医药管理局颁发的《中医病证诊疗效标准》:①有腰部外伤、慢性劳损或受寒湿史。大部分患者在发病前有慢性腰痛史。②常发生于青壮年。③腰痛向臀部及下肢放射,腹压增加(如咳嗽、喷嚏)时疼痛加重。④脊柱侧弯,腰椎生理弧度消失,病变部位椎旁有压痛,并向下肢放射,腰部活动受限。⑤下肢受累神经支配区有感觉过敏或迟钝,病程长者可出现肌肉萎缩。直腿抬高或加强试验(+),膝、跟腱反射减弱或消失,足踇趾背伸肌力减弱。⑥X线片检查示脊柱侧弯,腰生理前凸消失,病变椎间隙可能变窄,相邻边缘有骨赘增生。CT和MRI检查可显示椎间盘突出的部位和程度。

2. 中医辨证分型标准　根据国家中医药管理局1994颁布的《中医病症诊断疗效标准》中腰椎间盘突出症分为四个证型:①寒湿型:腰腿冷痛重着,转侧不利,静卧痛不减,受寒及阴雨天加重,肢体发凉。舌质淡,苔白或腻,脉沉紧或濡缓。②血瘀型:腰腿痛如刺,痛有定处,日轻夜重,腰部板硬,俯仰旋转受限,痛处拒按,舌质黯紫,或有瘀斑,脉弦紧或涩。③肾虚型:腰酸痛,腿膝乏力,劳累更甚,卧则减轻。偏阳虚者面色㿠白,手足不温,少气懒言,腰腿发凉,或有阳痿,早泄,妇女带下清稀,舌质淡,脉沉细;偏阴虚者:咽干口渴,面色潮红,倦怠乏力,心烦失眠,多梦或有遗精,妇女带下色黄味臭,舌红少苔,脉弦细数。④湿热型:腰部疼痛,腿软无力,痛处伴有热感,遇热或雨天痛增,活动后痛减,恶热口渴,小便短赤,苔黄腻,脉濡数或弦数。

（三）纳入标准

①经 CT 或 MRI 确诊为腰椎间盘突出症者；②年龄在 18～65 岁之间，性别不限；③符合腰椎间盘突出症诊断标准；④能遵照医嘱治疗者；⑤签署知情同意书者。符合上述五条者，均可纳入试验病例。

（四）排除标准

①不符合上述诊断标准和纳入标准者；②已接受其他有关治疗，可能影响本研究的效应指标观测者；③合并腰椎结核、脊柱或椎管内肿瘤，椎间盘脱出者及其他手术指征者或其他严重原发性疾病、精神病患者；④妊娠或哺乳期患者；⑤腰椎间盘突出症突出物钙化，侧隐窝狭窄，椎管狭窄，梨状肌综合征，干性坐骨神经痛者；⑥合并有心脑血管、肝、肾和造血系统疾病等严重危及生命者。

（五）中止、剔除标准

晕针及其他不能耐受针灸治疗者；发生其他疾病，影响试验结果者，中止研究。有下列情况之一者，予以剔除：①纳入后发现不符合纳入标准者，或符合排除标准者；②随机化后无任何试验记录者；③受试者依从性差、未按规定接受治疗、无法判断疗效或者资料不全、影响疗效判断和安全性判断者；④纳入后合并使用其他疗法或药物治疗者。

二、方　法

（一）随机方法

采用简单随机法，用 SPSS13.0 生成随机数字表，所有符合条件的受试者具有同等机会进入两个治疗组。按照治疗方案制作随机信封，并将治疗方案隐藏密封。

（二）操作方法

1. 治疗组（透灸法配合针刺组）　①体位：嘱患者俯卧于治疗床上。②取穴：腰阳关（后正中线上，第 4 腰椎棘突下凹陷中，约与髂嵴相平）、命门（后正中线上，第 2 腰椎棘突下凹陷中）、肾俞（第 2 腰椎棘突下，旁开 1.5 寸）、夹脊穴（在背腰部，当第 1 胸椎至第 5 腰椎棘突下两侧，后正中线旁开 0.5 寸，一侧 17 穴，左右共 34 穴。注：本课题只选取病变椎体及上下各 1 个椎体两侧的夹脊穴）。③消毒：在患者需要针刺的腧穴皮肤上先用 2% 碘酊涂擦，稍干后再用 75% 酒精棉球擦拭脱碘，擦拭时应从腧穴部位的中心点向外绕圈消毒，消毒直径以腧穴为中心点 5cm。④针具：选择 0.35×40mm、0.35×50mm 毫针（汉医牌一次性无菌针灸针，天津华鸿医材有限公司生产，批号 101201）。⑤针刺：检查核对一次性针灸针的型号、灭菌日期、有无包装破损等，从开口处撕开,将针灸针取出。针刺上述相应腧穴,一般情况下,直刺 0.8～1.2 寸,以得气为度,但是针刺深度可依据患者的肥瘦、年龄、体质、病情而定。⑥艾灸:将 9 段长 2～3cm 的艾条(汉医牌温灸清纯艾条,南阳卧龙汉医艾绒厂生产,批号 080628)两端点燃后,放入艾灸箱内(每排均匀排 3 段,均匀排 3 排固定),将艾灸箱放在针刺部位施灸,在灸箱上覆盖布,以烟雾不能直接逸出为准,从而便于积聚热量。每次留针 40min,期间不行针。

2. 对照组(单纯针刺组)　取穴及针刺操作同治疗组,每次留针 40min,第 20min 时行针 1 次。

3. 疗程　每日治疗 1 次,每周连续治疗 5 次,1 周为 1 疗程,连续治疗 2 个疗程。治疗期间停用一切与治疗腰椎间盘突出症有关的中、西药物。

三、观测指标

(一)人口学资料

年龄、职业、性别、患病史、家族史等,纳入病例时记录一次。

(二)疗效观察性指标

1. 日本骨科学会下腰痛评分法(M-JOA)　M-JOA 疗效统计项目均采用 4 级评分法,并且由小到大分别记为 0～3 分,总分为 30 分。其中主观症状(6 分):包括腰腿痛程度及麻木程度 2 个项目;客观体征(12 分):包括椎旁压痛程度、肌力(屈伸蹈肌)、直腿抬高及加强试验、放射痛部位 4 个项目;日常生活工作能力(12 分):包括弯腰及提重物、行走距离或时间、每天卧床时间、工作能力 4 个项目。病情程度分级:轻度者总分 21～30 分;中度者总分 11～20 分;重度者总分≤ 10 分。

2. 视觉模拟定级(VAS)评定法　VAS 评定(0～10 分):在 0～100mm 刻度的线段上,让患者用笔根据自己的疼痛感受在线段上标明相应的点,分数越高疼痛越重。

(三)疗效评定标准

1. 中医症候疗效判定标准　依据国家中医药管理局发布的中华人民共和国中医药行业标准《中医病症诊断疗效标准》:①治愈:腰腿痛等自觉症状消失,直腿抬高试验达 70°以上,恢复正常工作;②显效:腰腿痛等自觉症状基本消失,直腿抬高试验接近 70°,基本恢复工作;③有效:症状部分消失,活动轻度受限,可担任较轻工作;④无效:症状、体征无改善,不能胜任工作。

2. M-JOA 疗效判定标准　根据《骨科康复医学》制定:①效优:临床症状体征消失,改善率≥ 75%;②效良:临床症状体征基本消失,50%≤改善率< 75%;③有效:临床症状体征明显好转,30%≤改善率< 50%;④无效:临床症

状体征无变化或严重,改善率 < 30%。改善率 =(治疗后分值 – 治疗前分值)/ 治疗后分值 × 100%。

3. VAS 疗效判定标准　参考视觉模拟定级(VAS)评定法疼痛缓解率确立疗效评定标准:①显效:疼痛缓解率 ≥ 75%;②有效:25% < 疼痛缓解率 < 75%;③无效:疼痛缓解率 ≤ 25%。疼痛缓解率 =(治疗前 VAS 评分 – 治疗后 VAS 评分)/ 治疗前 VAS 评分。

4. 安全性评价标准　不良事件:受试者在接受治疗或研究时所发生的,未能预见的医疗事件,但与所用治疗手段不一定存在因果关系。事件可以是症状、体征和试验室异常。

不良反应:当一种不良事件经评价,有理由与所研究的治疗方法有关,则称为不良反应。

二者的区别关键在于是否与试验用治疗手段有关。

严重不良事件:指在任何治疗手段下发生的难以处理的医疗事件,无论与治疗有无关系。包括死亡、危及生命、导致患者住院或延长住院时间、导致永久或严重残疾 / 功能障碍、导致先天异常 / 畸胎、影响工作能力、或导致先天畸形等。

在诊治过程中注意观察有无不良事件和不良反应,并做好记录。如有不良事件发生,应判断其原因,分析其与治疗方法的相关性。对出现的不良反应要及时处理,处理的方法要记录。根据有无不良反应以及程度的轻重,制定安全性评价标准:1 级:安全,无任何不良反应;2 级:比较安全,如出现不良反应,不需做任何处理,可继续治疗;3 级:有安全性问题,出现中等程度的不良反应,做处理后可继续治疗;4 级:因不良反应而中止试验。

(四)临床疗效统计分析

两组分别于治疗前以及治疗后收集临床资料。依据资料性质选择适当的统计方法,计量资料采用 t 检验,计数资料采用卡方检验。数据及统计检查输入 SPSS13.0 统计软件进行。

四、结果

(一)一般资料

本试验设计观察 60 例患者,入选病例随机分为治疗组、对照组各 30 例。治疗组 30 例中,男 14 例,女 16 例;年龄最小 24 岁,最大 70 岁,平均年龄 45.07 ± 14.565 岁。对照组 30 例中,男 12 例,女 18 例;年龄最小 23 岁,最大 70 岁,平均年龄 46.13 ± 14.776 岁。

两组无脱落、剔除病例。在性别、年龄、治疗前 M-JOA 积分及 VAS 积分

等方面均无显著性差异($P > 0.05$),两组病例具有可比性。两组的一般情况
见表5–8～表5–13。

1. 性别比较

表5–8 两组患者性别分布比较（例）

组别	例数	男	女
治疗组	30	14	16
对照组	30	12	18

注:x^2=0.271,P=0.795($P > 0.05$),两组患者在性别上的分布差异不显著,具有可比性。

2. 年龄比较

表5–9 两组患者年龄分布比较（例）

组别	例数	年龄段	平均年龄
治疗组	30	24～70	45.07±14.565
对照组	30	23～70	46.13±14.776

注:P=0.807($P > 0.05$),两组患者在年龄上的分布差异不显著,具有可比性。

3. 病程比较

表5–10 两组患者病程分布比较（例）

组别	例数	＜6个月	6-12个月	＞12个月
治疗组	30	11	13	6
对照组	30	13	10	7

注:P=0.895($P > 0.05$),两组患者在病程上的分布差异不显著,具有可比性。

4. 中医证型构成比的分布比较

表5–11 两组患者中医证型构成比的分布比较（例）

组别	例数	寒湿证	湿热证	血瘀证	肾虚证
治疗组	30	11	4	9	6
对照组	30	12	3	8	7

注:P=0.995($P > 0.05$),两组患者在中医证型构成比上的分布差异不显著,具有可比性。

5. 疾病情况比较

表 5-12   两组患者治疗前 M-JOA 积分比较

组别	例数	M-JOA 积分
治疗组	30	8.23±3.181
对照组	30	8.33±3.032

注:$P=0.811(P>0.05)$,两组患者治疗前在 M-JOA 积分的分布上差异不显著,具有可比性。

表 5-13   两组患者治疗前 VAS 积分比较

组别	例数	VAS 积分
治疗组	30	7.83±1.206
对照组	30	7.47±1.358

注:$P=0.172(P>0.05)$,两组患者治疗前在 VAS 积分的分布上差异不显著,具有可比性。

(二)临床疗效

1. 临床效果   两组患者疗效比较,有统计学意义,透灸组优于对照组(表 5-14)。

表 5-14   两组患者疾病疗效比较

组别	例数	治愈	显效	有效	无效	有效率
治疗组	30	20	6	3	1	96.7%
对照组	30	15	2	5	8	73.3%

注:$P=0.011(P<0.05)$

2. M-JOA 积分改善率   两组患者治疗后,M-JOA 积分均有改善,统计学处理组间有显著性差异,表明透灸组 M-JOA 积分改善率优于对照组(表 5-15)。

表 5-15   两组患者 M-JOA 积分改善率比较

组别	例数	效优	效良	有效	无效	有效率
治疗组	30	15	9	4	2	93.3%
对照组	30	8	12	4	6	80.0%

注:$P=0.129(P<0.05)$

3. VAS 积分改善率　经统计处理,两组患者的 VAS 积分改善率有显著性差异,透灸组优于对照组(表 5-16)。

表 5-16　两组患者 VAS 积分改善率比较

组别	例数	显效	有效	无效	有效率
治疗组	30	16	12	2	93.3%
对照组	30	8	15	7	76.7%

注:$P=0.071(P < 0.05)$

(三)疗效观察性指标

1. 治疗前后 M-JOA 积分比较　治疗组治疗前后 M-JOA 积分比较(配对样本 t 检验),$t=-17.94$,$P =0.00(P < 0.05)$;对照组治疗前后 M-JOA 积分比较(配对样本 t 检验),$t=-12.27$,$P =0.00(P < 0.05)$。两组患者治疗前后 M-JOA 总积分比较 $P < 0.01$,有显著统计学意义。表明治疗组和对照组都有较好的疗效,且治疗组优于对照组(表 5-17)。

表 5-17　两组患者治疗前后 M-JOA 总积分比较

组别	例数	治疗前(分)	治疗后(分)
治疗组	30	8.23 ± 3.181	26.87 ± 3.481
对照组	30	8.33 ± 3.032	22.23 ± 4.289

2. 治疗前后 VAS 积分比较　治疗组治疗前后 VAS 积分比较(配对样本 t 检验),$t=16.10$,$P =0.00(P < 0.05)$;对照组治疗前后 VAS 积分比较(配对样本 t 检验),$t=9.79$,$P =0.00(P < 0.05)$。两组患者治疗前后 VAS 总积分比较 $P < 0.01$,有显著统计学意义。表明治疗组和对照组都有较好的疗效,且治疗组优于对照组(表 5-18)。

表 5-18　两组患者治疗前后 VAS 总积分比较

组别	例数	治疗前(分)	治疗后(分)
治疗组	30	7.83 ± 1.206	2.63 ± 1.033
对照组	30	7.47 ± 1.358	3.77 ± 1.612

3. 治疗后 M-JOA 积分比较　两组患者治疗后在 M-JOA 积分的分布上有显著统计学意义(表 5-19)。

表 5-19　两组患者治疗后 M-JOA 积分比较

组别	例数	M-JOA 积分
治疗组	30	26.87±3.481
对照组	30	22.23±4.289

注：$P=0.007(P<0.05)$

4. 治疗后 VAS 积分比较　两组患者治疗后在 VAS 积分的分布上有显著统计学意义（表 5-20）。

表 5-20　两组患者治疗后 VAS 积分比较

组别	例数	VAS 积分
治疗组	30	2.63±1.033
对照组	30	3.77±1.612

注：$P=0.002(P<0.05)$

（四）复发率比较

两组患者复发率对比，有显著性差异，治疗组明显低于对照组（表 5-21）。

表 5-21　两组患者随访复发率比较

组别	例数	复发	未复发	复发率
治疗组	30	2	28	6.7%
对照组	30	8	22	26.7%

注：$P=0.038(P<0.05)$

（五）安全性评价

本次研究未出现晕针、滞针、断针、血肿、脊髓及椎动脉损伤等不良反应，无严重不良事件发生（表 5-22）。

表 5-22　两组患者不良事件发生率比较

组别	例数	无	有
治疗组	30	30	0
对照组	30	30	0

（六）依从性分析

本次试验的研究结果表明，治疗组及对照组患者依从性良好。

本研究共完成对 60 例腰椎间盘突出症患者的临床研究。治疗组 30 例中，治愈 20 例，显效 6 例，有效 3 例，无效 1 例，有效率为 96.7%；对照组 30 例中，治愈 15 例，显效 2 例，有效 5 例，无效 8 例，有效率为 73.3%。两组总疗效经统计分析有统计学意义（$P=0.011 < 0.05$），说明透灸法临床疗效比单纯针刺组好。对 60 例患者分别进行 M–JOA、VAS 评分，结果表明：与治疗前相比，两组患者治疗后 M–JOA 积分、VAS 积分均较治疗前减少，经统计学处理 $P < 0.01$，有显著性差异，说明两组在治疗腰椎间盘突出症时均能明显改善临床症状，且透灸法在改善临床症状时好于单纯针刺组。1 个月后随访复发率两者比较，$P=0.038$（$P < 0.05$），两组患者在疾病复发率方面的差异有统计学意义，故可认为两组的复发率不同，透灸法组的 1 个月后复发率明显低于单纯针刺组。

从西医学角度认为，透灸法施灸时，热力沿着针体向内传递到针尖部位，直达深部，此时患者感到腰部的热感强，这种热感可以传导扩散到肌肉组织中，有效地促使血流加速、血管扩张、组织温度升高，从而改善全身血流状态以及局部组织的微循环，促进新陈代谢，加速炎症的消散吸收以及神经根的局部水肿，缓解其对神经根的压迫及刺激，减轻神经根的损害并助其修复。同时也缓解了疼痛引起的局部痉挛状态，从而使局部紧张的肌肉得以松弛，减轻了椎间盘内的压力，松解了粘连的神经根，达到治疗的目的。

第六章 古代及现代医家对灸的认识及临床特色

第一节 葛洪对灸的认识及临床特色

葛洪(281—341年),字稚川,丹阳句容(今江苏省句容县)人,著名道学家,医学家。著《玉函方》一百卷,经梁代陶弘景增补,更名为《肘后百一方》,金代杨用道又加以补充,名为《附广肘后备急方》。认为针法不易为常人掌握、操作危险性大,而灸法操作简便、安全可靠,并且指出灸法:"用之有效,不减于贵药。"

一、倡导急症用灸

葛氏善用灸法救急,如治脚气灸大椎、百会、肩井、膻中、巨阙、风市、伏兔、足三里、上廉、下廉、绝骨,后人多录用,《备急千金要方》"脚气八穴灸"即是在此基础上发展而来。再如治中风,灸足大指下横纹中、内外踝上、目两眦后、季胁头、阴囊下第一横理等,亦被《备急千金要方》照录。至于灸水沟、承浆、脐中、百会救治猝死、尸厥等,则一直沿用至今。

葛洪急症用灸中,以治疗猝死最有代表性,他认为"卒死,中恶及尸厥,皆天地及人身自然阴阳之气,忽有乖戾否隔,上下不通,偏竭所致,故虽涉死境,犹可治而生,缘气未都竭也"。猝死的症状,"猝死,或先病痛,或常居寝卧,奄忽而绝"。针灸治法有"视其上唇里弦弦者有如黍米大,以针决去之"或"令爪其病人人中,取醒,不起者,卷其手,灸下文头,随年壮";"灸鼻下人中,三壮";"灸其唇下宛宛中,名承浆,十壮";"灸两足大指爪甲后聚毛中,七壮"。还可根据不同的症状用不同方法,如"治卒死而口噤不开者,缚两手大拇指,灸两白肉中,二十壮""卒死而张目及舌者,灸手足两爪后,十四壮",又"灸心下一寸,脐上三寸,脐下四寸,各一百壮"。

二、注重辨证施灸

如治疗霍乱诸急时,若腹痛在先当灸脐上;若洞下在先则灸脐旁一寸;若先出现呕吐则先灸心下一寸;若先出现四肢厥冷,则灸足内踝上三寸处等。他提出"便急灸之,但明案次第,莫为乱灸,须有其病,乃随病灸之,未有病,莫预灸"。治疗急症时,取穴的部位以四肢末端、胸腹部为最多,头部仅有百会、承浆、水沟、地仓等穴,背部仅在脊椎等处。

葛氏在施灸的顺序上,是从阳到阴,如治脚气病,"必先从上始",即按顺序从头至足。头为诸阳之会,先灸头可较快调整全身阳气。先阳后阴是一种从阳到阴的治法,这实际上体现了他的道家重阳思想和灸以补阳学说,也说明在急性寒证中以阳制阴、从阳到阴的治法是很重要的。

其艾灸的壮数以阳数为主的,如一壮、三壮、五壮、七壮;然后以七的倍数加壮,如十四壮、二十一壮、二十八壮等,或称之为二七壮、三七壮。奇数为阳,古人多以七为阳之代表,故葛氏根据病情及用灸补阳的不同需要,以七为基数,增加壮数。从此可以看出,葛氏认为灸法是以补阳为主的。结合所载病证来看,大多数是由于阴寒偏盛、气机逆乱形成的,故用艾火温阳之时,适当运用以阳计数的壮数以取得效果。

三、提倡隔物灸

《肘后方》是我国记载隔物灸法的较早文献,书中记载了隔蒜灸、隔盐灸、隔瓦甄灸、隔面团椒灸等隔物灸法。隔药物灸能提高灸治的效果,同时又减轻了直接灸造成的痛苦。其中运用最多的是隔蒜灸,如灸肿法"取独颗蒜横截厚一分,安肿头上,炷如梧桐子大,灸蒜上百壮,不觉消,数数灸,唯多为善,勿令大热,但觉痛即擎起蒜,蒜焦,更换用新者,不用灸损皮肉"。这种方法,葛氏亲身体会"余尝小腹下患大肿,灸即瘥,每用之,则可大效也"。治沙虱毒,"以大蒜十片,著热灰中,温之令热,断蒜及热拄疮上,尽十片,复以艾灸疮上,七壮,则良"。隔盐灸有两种方法,一为将盐填脐中,如治"霍乱烦闷凑满者""以盐纳脐中,上灸二七壮";一为将盐嚼后吐在疮口上再灸,如治毒蛇咬伤"嚼盐唾上讫,灸三壮,复嚼盐,唾之疮上"。隔面椒灸用于"一切毒肿,疼痛不可忍者,搜面团肿头如钱大,满中安椒,以面饼子盖头上,灸令彻痛,即立止"。此外,还有一种用于治疗下阴病的管熏法,"烧艾于管中熏之,令烟入下部中,少雄黄杂妙"。

第二节　刘涓子对灸的认识及临床特色

刘涓子(370—450 年),东晋至南北朝医家,彭城(今江苏徐州市)人,南朝宋武帝刘裕从父。晋安帝时曾任彭城内史，后又跟随宋武帝北征为军士们疗伤。据云得异人传授《痈疽方》及药物等，治病甚验。后由其姐从子龚庆宣于永元元年（499年）将此书衍为《鬼遗方》10卷，重加编次而成为《刘涓子鬼遗方》（以下简称《鬼遗方》）。今传本为5卷，是现存最早的中医外科学专著。

刘氏善用灸治外科病，其治痈疽，主张抓住最佳治疗时机早治，谓"早觉有患，当早灸"。认为治疗越早，治愈率越高："凡患初起一日，十灸可十活；三四日，十灸可七活；五六日，十灸可三四活；过六日，便不可灸矣。"他用"神妙"二字，形容早灸"初生痈疽发背"的疗效，并指出其治法："治痈发背发房初起赤方，其上赤处灸百壮。"要早治，就须见微知著，及早发现痈疽的"未发之兆"。刘氏认为检查方法可用触诊："欲知是非，重按其处，是便隐痛，复按四边，比方得失。审定之后，第一便灸其上二三百壮，又灸四边一二百壮。"对于漫肿无头、难以确定疮头结毒处所的痈疽，书中还提到了一个广为后世医家效法的湿纸检查法，"凡人初觉发毒，欲结未结，未热肿疼，先以湿纸覆肿上，立候视之，其纸先干处，即是结毒要处"，认为此处为最佳施灸处所。至于疮周围的施灸处所多少，还须按疮的覆盖面积大小而定，谓"小者灸四边，中者灸六处，大者灸八处，壮数处所不患多也"。也许刘氏意识到这个"不患多"的提法较笼统，难以掌握，故在书中进一步提出一个硬指标，即"凡灸，痛者须灸至不痛为候；不痛者，须灸至知痛时方妙"。此说也广为后世外科针灸派医家认同。

《鬼遗方》中还记载了隔蒜、隔葶苈子、隔豆豉饼灸法。其隔蒜灸法乃"取大蒜头一枚，切片为三分厚，放上要处，用大艾炷灸之，三炷换一蒜片"，与葛洪用法稍有不同。对于疮疡面积较大，有十余头者，则用"大蒜研成膏作薄饼铺其头上，聚艾于蒜上烧之"，则较葛洪的隔蒜片灸法有所发展。关于隔葶苈、豆豉饼灸，似是《鬼遗方》最早记载，书中称："葶苈、豆豉右二味，合捣令极熟，作饼大如钱厚二分许，取一枚当疮孔上。作艾炷如小指大，灸饼上三壮，一日易三饼九炷，隔三日一次。"后世医家谓此法用于治疮疡初起或后期已溃不敛者均可。

第三节　孙思邈对灸的认识及临床特色

孙思邈（581—682年），京兆华原（今陕西省耀县）人，精于医理，撰有《备急千金要方》《千金翼方》。

一、重视艾灸"医未病"

提倡对疾病的预防和早期治疗，《备急千金要方·灸例第六》记载用灸法预防传染病"凡入吴蜀地游官,体上常须三两处灸之,勿令疮暂瘥,则瘴疠温疟毒气不能著人也"。在《备急千金要方》中提出灸百会、风池、大椎、肩井、曲池、间使、足三里,防治中风。

在发病之后、急重证候显露之前,提倡积极治疗,截断病势,已病防变,如《千金翼方》"痈疽初发如微,人多不以为急,此实奇患,惟宜速治之,治之不速,病成难救";《备急千金要方》说:"凡脚气初得脚弱,使速灸之,并服竹沥汤,灸讫可服八风散,无不瘥者,惟急速治之。"他还谆谆告诫说:"此病轻者,登时虽不即恶,治之不当,根源不除,久久期于杀人,不可不精以为意"(《备急千金要方·卷七》)。从未病到已病孙氏的预防思想是很全面的。

二、重视隔物灸法

孙氏记载了大量隔物灸法,如隔蒜、盐、豆豉、葶苈子、附子、商陆灸等。治少年房多短气,"盐灸脐孔中二七壮"(《千金翼方·卷二十七》)。治淋病,"著盐脐中灸三壮"(《备急千金要方·卷十七》)。治发背,"小觉背上痒痛有异,即火急取净土,水和为泥,捻作饼子,厚二分,阔一寸半,以粗艾大作炷,灸泥上,贴着疮上灸之,一炷易一饼子,若粟米大时,可灸七饼子即瘥。如榆荚大,灸七七饼炷即瘥。如钱大可日夜灸之,不限壮数"(《备急千金要方·卷二十二》)。治恶露疮,"捣蘘菜敷疮口,以大艾炷灸药上,令热入内即瘥"(《备急千金要方·卷二十二》)。

尤为可贵的是,他在记述了用艾炷灸治疗蛇毒的方法以后,接着补充了一个权宜的应急措施:"无艾,以火头称疮孔大小热之。"这是考虑到蛇毒的救治需要及时,而仓促之际每苦无艾,故以"火头"代之。

三、提出了灸量的概念

对艾炷的大小进行规定。他采用了当时流行的艾炷底部的直径要有三分,一寸之间放三个艾炷,《备急千金要方·灸例第六》说:"凡经云横三间寸者,则是三灸两间,一寸有三灸,灸有三分,三壮之处,即为一寸。黄帝曰:灸不三分,是谓徒冤。"如果小于三分,则起不到应有的治疗效果。

规定施灸壮数,提出灸有"生熟"说。孙氏根据人体部位和病情,提出"外气务生,内气务熟"的灸治原则。"头面目咽,灸之最欲生少;手臂四肢,灸之欲须小熟,亦不宜多;胸背腹灸之,尤宜大熟,其腰脊欲须少生"(《备急千金要方·灸例第六》)。具体灸的壮数,该篇说:"其温病随所著而灸之,可百壮余,少至九十壮。大杼、胃管可五十壮,手心主、手足太阳可五十壮,三里、曲池、太冲可百壮,皆三报之,乃可愈耳,风劳沉重九部尽病,及毒气为疾者,不过五十壮,亦宜三报之。若攻脏腑成心腹疹者,亦宜百壮。若卒暴百病,鬼魅所著者,灸头面四肢宜多,灸腹背宜少,其多不过五十,其少不减三五七九壮。"体质壮实者可以多灸,老弱患者应减少壮数,要灵活掌握,"凡言壮数者,若丁壮遇病,病根深笃者,可倍多于方数;其人老小羸弱者,可复减半……仍须准病轻重以行之,不可胶柱守株"。大小生熟在记载上虽有一定之数,在临证时却须机灵以应,以知常达变,"灸之生熟,亦宜搏而节之"。

第四节 巢元方对灸的认识及临床特色

巢元方(550—630年),隋朝医学家,京兆华阴人(今陕西省华阴县)。隋大业年间(605—617年)任太医博士,后任太医令。编撰我国第一部病因病机、证候学专著《诸病源候论》。

一、阐释灸疮发洪

灸疮发洪是直接灸后出现继发性感染的现象,表现为红肿疼痛、溃破流脓,《诸病源候论·针灸疮发洪候》记载:"夫针灸,皆是节、穴、俞、募之处。若病甚,则风气冲击于疮。凡血与气,相随而行,故风乘于气而动于血,血从灸疮处出,气盛则血不止,名为发洪。"巢氏认为灸疮发洪是外邪侵袭,邪正交争,血从灸疮处出,气盛血不止的现象。

对当时盛行的艾炷化脓灸,巢氏强调灸疮溃破脓出、痂愈合是病愈的征象,若脓溃以后,仍然焮肿急痛是病热未除或中风冷外邪所致。《诸病源候论·灸疮急肿痛候》载:"夫灸疮,脓溃以后,更焮肿急痛者,此中风冷故也",《诸病源候论·灸疮久不瘥候》曰"夫灸之法,中病则止,病已则疮瘥。若病热未除,或中风冷,故久不瘥也"。巢氏的认识与目前临床化脓灸强调护理、预防感染的观点完全一致,在隋唐时期有此见地,实属不易。

二、慎护风池

巢氏在《诸病源候论·小儿杂病诸候》中指出,"儿皆须著帽,项衣,取燥,菊花为枕枕之。儿母乳儿,三时摸儿项风池,若壮热者,即须熨,使微汗。微汗不瘥,便灸两风池及背第三椎、第五椎、第七椎、第九椎两边各二壮,与风池凡为十壮。一岁儿七壮,儿大者,以意节度,增壮数可至三十壮,唯风池特令多,七岁以上可百壮。小儿常须慎护风池,谚云:戒养小儿,慎护风池,风池在颈项筋两辕之边,有病乃治之。疾微,慎不欲妄针灸,亦不用辄吐下,所以然者,针灸伤经络,吐下动腑脏故也。但当以除热汤浴之,除热散粉之,除热赤膏摩之,又以脐中膏涂之。令儿在凉处,勿禁水洗,常以新水洗"。说明小儿感受外邪导致颈项风池部壮热,可采用温熨发汗退热。若热不退,则灸风池以及背第三椎、第五椎、第七椎、第九椎的夹脊穴。在施灸程度上,夹脊穴各灸二壮,而风池穴当多灸,一岁小儿灸七壮,随年龄增长而增加壮数可至三十壮,七岁以上可百壮。

三、阐释"逆灸"之法

巢氏在《诸病源候论·小儿杂病诸候》中记载了艾灸防止痉证的"逆灸"之法:"河洛间土地多寒,儿喜病痉。其俗生儿三日,喜逆灸以防之,又灸颊以防噤。有噤者,舌下脉急,牙车筋急,其土地寒,皆决舌下去血,灸颊以防噤。"说明小儿口噤,可采用艾灸颊车以预防,当口噤发生后可配合舌下刺血治疗。但逆灸防痉也有禁忌,不可妄用,该法适用于寒冷地区,温暖的江南则不用,明确强调"江东地温无此疾。古方既传有逆针灸之法,今人不详南北之殊,便按方用之,多害于小儿"。

第五节　王执中对灸的认识及临床特色

王执中,字叔权,南宋针灸家,东嘉(今浙江省瑞安)人。著有《针灸资生经》,对虚损病证的应用尤为推崇用灸,如在《针灸资生经·虚损》中记载"久冷伤惫脏腑,泄利不止,中风不省人事等疾,宜灸神阙""脏气虚惫,真气不定,一切气疾久不瘥者,宜灸气海"。

一、提倡无病先灸

王氏主张在无病之时,灸气海、神阙、中脘、膏肓俞、脾俞、胃俞、关元、足三里、绝骨、百会等穴培补元气,健身防病。强调"关元乃丹田也……若要安,丹田、三里常不干"。《针灸资生经·虚损》篇记载"旧传有人年老颜如童子者,盖每岁以鼠粪灸脐中一壮故也"。

二、重视临床用灸

王氏用灸"中风急救",认为"火艾为良";下巨虚治风证冷痹,"灸亦良";治水肿用上巨虚,谓"灸大良";治风眩则称"灸最良";治疗疬"灸曲池,神良"等。王氏认为这些病用艾灸治疗,方法安全、有良效。

王氏特别欣赏用灸,指出灸治疗风中脏,气塞涎上不得语极危者,谓"下火立效";反胃灸水分、气海及脐两侧"神效";腹中积,大便秘,用巴豆饼置脐上"灸三壮即通","神效"。再如治疗头风连目痛,灸上星、神聪、后顶等"予尝自灸验""教人灸亦验";"小肠气……灸足二趾一节曲纹中各十壮","甚验";瘰疬,灸两胯患瘰处宛宛中,日一壮,"神验"。治疗咳逆,灸乳下一指许,三壮"即瘥";手足指掣痛不可忍,灸指端七壮,"立瘥";伤寒久病咳逆药不效,灸之,"必瘥";脚气病初得脚弱,速灸之,"无不瘥";发狂……皆须备诸火灸之,乃得"永瘥"。治疗肩背痛,灸膏肓未效,改灸肩井"而愈";鼻流脓血,灸囟会"亦愈";鼻干灸绝骨"渐愈";口渴灸承浆七壮"即愈";腰痛夹脊脊痛灸中膂穴"立愈";牙痛灸肩尖五壮,"予亲灸数人皆愈"。

第六节　庄绰对灸的认识及临床特色

庄绰,字季裕(公元 12 世纪),南宋靖源(今属山西省)人,任朝奉郎前南道都总管之职。撰成《灸膏肓俞穴法》。该书对膏肓穴的部位、取穴法、作用、主治病证、灸治方法进行考证,对研究膏肓穴以及针灸治疗瘰证有较高参考价值,庄氏艾灸膏肓穴的特点主要表现在以下两方面:

一、膏肓施灸, 取穴要准, 灸量宜大

庄氏认为膏肓俞施灸时定位要准确且必须达到一定的灸量,艾炷宜大,壮数宜多。如在确定膏肓俞部位时"以墨圈之,令圈大小直径三分",而中心点为膏肓穴的准确部位,艾炷应覆盖整个腧穴的有效范围。在使用大艾炷施灸时,其壮数亦多,庄氏记载的多位医家的经验中有"日灸五十壮,累至数百为佳""有僧为之灸膏肓穴,得百壮",而庄氏自身更因灸膏肓俞"积三百壮"而"宿疴皆除"。

二、膏肓灸后, 加强调护

庄氏根据孙思邈重视施灸后的调护补养之说,详述膏肓俞灸后的调摄方法,"此穴灸讫,令人阳气康盛,当消息以自补养,取身体平复。其补养之道,宜食温软羹饭,毋令太饱,及饮啖生冷、油腻、黏滑、鹅、猪、鱼、虾、笋、蕨,其他动气发风之物。并触冒风寒暑湿,勿以阳气乍盛辄犯房室。如觉气壅,可灸脐

下气海、丹田、关元、中极四穴中一穴，又当灸足三里，引火气以实下。随病深浅，加以岁月将息，则可保平复"。可见，庄氏从饮食、生活、起居以及相关腧穴辅助施灸等方面详述膏肓俞穴施灸后的调护，以加强其温阳益气，消痰降气之效。

为了强调膏肓俞的临床疗效，庄氏以自身体验加以说明："余自许昌遭金狄之难，忧劳危难，冲冒寒暑，过此东下。丁未八月，抵泗滨，感痎疟。既至琴川，为医妄治，荣卫衰耗，明年春末，尚苦胕肿腹胀，气促不能食，而大便利，身重足痿，杖而后起。得陈了翁家专为灸膏肓俞，自丁亥至癸巳，积三百壮。灸之次日，既胸中气平，肿胀俱损，利止而食进。甲午已能肩舆出谒，后再报之，仍得百壮，自是疾证浸减，以至康宁。时亲旧间见此殊功，灸者数人，宿痾皆除"。

第七节　窦材对灸的认识及临床特色

窦材（约生于公元 1100 年），南宋真定人（今河北省正定县）。曾官任开州巡检、武翼郎。晚年将师授及自身临床经验汇集而著成《扁鹊心书》，于绍兴十六年（公元 1164 年）刊刻。窦氏深受道家思想影响而重视阳气的作用，重用灸法，对灸法理论的发展有重要贡献。"灼艾第一"是窦材针灸学说中的重要方面。他认为"医之治病用灸，如煮菜需薪。今人不能治大病，良由不知针艾故也。世有百余种大病，不用灸艾、丹药，如何救得性命，劫得病回"，《扁鹊心书·住世之法》明确提出"保命之法，灼艾第一，丹药第二，附子第三"。具有以下几个特点：

一、灼艾养生

窦氏认为"扶阳"是养生的基本原则，实施步骤是"灼艾第一，丹药第二，附子第三"，把艾灸列为第一位的养生之法。具体的方法是："人至三十，可三年一灸脐下三百壮；五十，可二年一灸脐下三百壮；六十，可一年一灸脐下三百壮，令人长生不老""人于无病时，常灸关元、气海、命关、中脘，更服保元丹、保命延寿丹，虽未得长生，亦可保百余年寿矣"，明确提出艾灸的保健养生作用。

窦氏以自身体验强调灸法的扶阳养生作用："余五十时，常灸关元五百壮，即服保命丹、延寿丹，渐至身体轻健，羡进饮食。六十三时，因忧怒，忽见死脉于左手寸部，十九动而一止，乃灸关元、命门各五百壮。五十日后，死脉不复见矣。每年常如此灸，遂得老年康健。乃为歌曰：一年辛苦唯三百，灸取关元功力多，健体轻身无病患，彭篯寿算更如何？"

二、大病宜灸

《扁鹊心书·大病宜灸》认为"世有百余种大病,不用灸艾、丹药,如何救得性命,劫得病回?"明确指出大病都应当考虑艾灸治疗,艾灸成为急重病证治疗的首选或重要方法。其"大病宜灸"的学术观点包括两个方面:一是大病"须加艾灸,方保无虞",艾灸是危急重证的重要治疗方法,大病都应使用灸法,这是窦材对灸法重要地位的认识。二是大病宜大灸。窦氏用灸,对于大病动辄三五百壮,例如:中风灸关元五百壮、伤寒灸关元、命关各三百壮、脑疽灸关元三百壮等。而对于小病,则灸量较少,如《窦材灸法》记载:"行路忽上膝及腿如锥,乃风湿所袭,于痛处灸三十壮"。

三、重视早灸

窦氏对于多类疾病都强调早灸,他认为"伤寒、疽疮、劳瘵、中风、肿胀、泄泻、久痢、喉痹、小儿急慢惊风、痘疹黑陷等证,若灸迟,真气已脱,虽灸亦无用矣;若能早灸,自然阳气不绝,性命坚牢"。对于伤寒少阴证和太阴证,窦氏提出"此二证若不早灸关元以救肾气,灸命关以固脾气,则难保性命。盖脾肾为人一身之根蒂,不可不早图也";治疗阴毒"急灸关元一百壮,内服姜附汤、保元丹可救一二。若迟则气脱,虽灸亦无益矣";虚劳"须早灸,迟则无益";而暴注"若危笃者,灸命关二百壮可保,若灸迟则肠开洞泄而死"。

四、主张多灸

窦氏认为"世俗用灸,不过三五十壮,殊不知去小疾则愈,驻命根则难。"《窦材灸法》篇记载了窦氏临证用灸的48个病证,灸量动辄一二百壮,多至三五百壮。例如"中风半身不遂……灸关元五百壮""中消病……当灸关元五百壮""腰足不仁……急灸关元五百壮"。至于灸量少于50壮的记载,在该篇中仅载3例,分别是:"瘰疬因忧郁伤肝,或食鼠涎之毒而成,于疮头上灸三七壮""行路忽上膝及腿如锥,乃风湿所袭,于痛处灸三十壮""顽癣浸淫或小儿秃疮……于生疮处隔三寸灸三壮"。《扁鹊心书》中少于50壮的记载非常少见,可见窦氏是提倡多灸的。

第八节　闻人耆年对灸的认识及临床特色

闻人耆年,南宋针灸家,檇李(今浙江嘉兴)人。生卒年代不详,公元12—

13 世纪,总结有验方《备急灸法》。善于用灸法治疗急症。

一、急症用灸

《备急灸法》作为闻人耆年急证用灸学说的总结,记载了 22 种急证的灸治方法,包括痈疽、肠痈、疔疮、附骨疽、皮肤毒风、卒暴心痛、转胞小便不通、霍乱、转筋、风牙疼、妇人难生(难产)、蛇伤、犬咬等病简便易用效验的灸治方法,如《疔疮》篇记载:"疔疮者,其种甚多,初起皆一点突如丁盖子,故名之。发于手足头面者,其死更速,惟宜早灸。凡觉有此患,便灸掌后四寸两筋间十四炷。"

又如《转胞小便不通》指出:"治卒转胞小便不通,烦闷气促欲死者,用盐填脐孔,大艾炷灸二十一炷,未通更矣,已通即住"。《妇人难生》篇说:"张文仲治横产手足先出者,诸般符药不效,急灸右脚小指尖三炷,炷如绿豆大。如妇人扎脚,先用盐汤洗脚,令温,气脉通疏,然后灸,立便顺产"。又如《诸发等证》记载发背"起于背胛间,初如粟米大,或痛或痒,色赤或黄,初不以为事,日渐加长,肿突满背,疼痛彻心……凡觉有患,便用大蒜切片如钱厚(如无蒜,用净水和泥捻如钱样用之),贴在疮头上(如疮初生便有孔,不可覆其孔),先以绿豆大艾炷灸之,勿令伤肌肉,如蒜焦,更换,待痛稍可忍,即渐放炷大,又可忍,便除蒜灸之,数不拘多少,但灸至不痛即住"。

二、艾灸重部位,不言穴名

在叙述灸治部位时不言穴名,而详述部位,如治疗转胞小便不通,"用盐填脐孔,大艾炷灸二十一炷"而非神阙隔盐灸二十一壮,治疗妇人难产则"急灸右脚小指尖三炷"而不言灸至阴。如此描述,浅显易懂,同时配以多幅施灸图,更显直观,为艾灸疗法的传播做出了贡献。在倡用急证用灸时,非常注重灸法使用的注意事项,以免操作不当影响疗效。

第九节　陈实功对灸的认识及临床特色

陈实功(1555—1636 年),字毓仁,号若虚,明代著名医学家,崇川(今江苏南通)人,以外科擅长,积前人之经验与自己多年的临证体会,于明万历四十五年写成《外科正宗》。陈氏注重医德,提出了医家"五戒""十要"。在临床上强调内外治结合,认为"内之证或不及其外,外证则必根于其内",在治法上,主张内外并重,"消、托、补"三法结合,内服药与外治法兼施。

一、"痈疽灸法"说

《外科正宗·痈疽灸法并禁灸疮穴》提出痈疽的治法,"凡疮初起,惟除项之以上,余皆并用艾火,随疮势之大小,灸艾壮之多少,用蒜切成薄片,安于疮顶上,着艾炷蒜上,点火三壮,一换蒜片,初灸觉痛,以不痛似痒为止;初灸不痛,以知痛痒为住。"如初灸,全然不觉痛痒,宜去蒜,当明灸之。又阴疮日数多者,艾炷不及其事,以蒜捣烂铺于疮上,以艾亦铺蒜上,点火灸之,必知痛甚为效。此为火气方得入里,知痛深处方是好肉。盖艾火拔引郁毒,透通疮窍,使内毒有路而外发,诚为疮科首节第一法也。贵在乎早灸为佳。

《外科正宗·痈疽治法》曰:"痈疽发背怎生医,不论阴阳先灸之,不痛灸至痛,疼灸不疼时"。"凡疮七日以前,形势未成,元气未弱,不论阴阳、表里、寒热、虚实,俱先当灸。轻者使毒气随火而散,重者拔引郁毒,通彻内外。"《外科正宗·痈疽灸法并禁灸疮穴》曰:"盖艾火拔引郁毒,透通疮窍,使内毒有路而外发,诚为疮科首节第一法也。贵乎早灸为佳。"首先要灸之有度,正如上面提到"不痛灸至痛,疼灸不疼时"。认为痈疽痛甚为外邪致局部经络阻塞,气血凝滞,不通而成,用灸法可借火力的温热作用,疏通经络,活血散瘀,使瘀散肿消而痛止;一般在痈疽早期,邪毒炽盛,疮窍闭塞,此时用灸法可拔引郁毒,透通疮窍,使内毒有路而外发。同时要注意把握时机,在痈疽初起,外邪虽盛,正气不虚,借助艾火的作用以御外邪,可使痈疽或消散,或透托。

二、灸材与施灸法

除用艾绒之外,还提出用桑木,"治诸疮毒,坚而不溃,溃而不腐,新肉不生,疼痛不止。用新桑木长七寸,劈指大,一头燃着向患上灸之,火尽再换,每次灸木五、六条,肉腐为度"。在具体的灸法运用上,陈实功积累了许多行之有效的外科灸疗方法,如:

(1)灸治小腹痛:小腹痛,乃七情火郁,以致脾虚气滞而成。其患小腹漫肿坚硬,肉色不变。有热渐红者,属阳易治;无热不红者,属阴难治。初起七日以前,用艾当肿顶灸七壮,膏盖,首尾内服壮脾胃、养气血、行经补托之剂,可保终吉。如误用克伐攻利凉药者,败症必出。十全大补汤倍加参、芪、姜、附以救之。内腐深陷者,玉红膏长肌收敛。又补托不应者,终久纵愈成漏。

(2)灸治石榴疽:石榴疽者,乃少阳相火与外湿煎搏而成,其患生在肘尖上一寸是也。初起一点黄粟小疱,根便开大,色红坚硬,肿如覆碗,皮破泛出,叠如榴子,令人寒战,犹如重疟。初起即灸九壮;内服蟾酥丸发汗以解蕴毒;灸顶上,蟾酥饼贴之膏盖;焮痛处金黄散敷之。内服菊花清燥汤、琥珀蜡矾丸;烦躁热甚者,护心散、金液戊土丹。九日后,患上作脓稠黄,疼苦稍减,表里症退,饮食微进者,可保无虞,反此为逆。溃后元气虚弱,杂症相兼者,照痈疽调理法治之。

(3)灸治天蛇毒:天蛇毒,一名蛇头疔也。乃心火旺动攻注而成,其患指大肿若蛇头,赤肿焮痛,疼及连心,甚者寒热交作,肿痛延上,肿顶上小艾灸五壮,以雄黄散涂之,内服蟾酥丸发汗解毒,轻者渐消,肿者溃脓,甚则腐烂。破后肿仍不消者,以蟾酥条插入孔内膏盖自效;腐烂者,玉红膏搽之,虚而不敛者兼服补剂。

三、论灸禁

(1)头不可灸:头乃诸阳之首,纯阳无阴之处,凡生疮肿俱有亢阳热极所致,如再加艾火使毒气炽甚,随后反加大肿,最能引动内痰,发之必死,面生疔毒亦然。

(2)肾俞不可灸:在于两腰脊傍,系内肾命根所系之处,此穴发疮,多因房劳素亏,肾水枯竭而成。若再加艾灸,火烁其源,必致内外干涸,多成黑陷,昏闷而死。

(3)元气虚不可灸:又有患者元气素虚,发疮多不高肿,其人体必倦怠,精神必短而昏,脉必浮散空虚数而不鼓,此内无真气抵挡火气,如灸之,其人必致错愤而死。常谓艾火不亏人,此言误之多矣,医者亦宜详察之。

第十节　谢锡亮对灸的认识及临床特色

谢锡亮(1925—2018 年),著名针灸临床家,山西省名老中医,承淡安先生的嫡传弟子,澄江学派的重要代表人物之一。多年来扎根基层,为大众服务,治病方法力求简便廉验,提倡并改进了直接灸法。他教学方法独特,提倡医德的培养和基本功的训练,多次举办针灸学习班,培养了一大批针灸人才。他学验俱丰,特别是在针灸基本功的提倡和麦粒灸的推广上做出了重要贡献。

谢锡亮擅长运用麦粒灸法治疗疑难病、慢性病。麦粒灸属于艾灸疗法中小艾炷直接灸的范围,是用小如麦粒大小的艾炷在穴位上施灸以治疗疾病的一种疗法。用麦粒作为艾炷形态和大小的标准,其意义首先在于强调小型艾炷着肤所具有的独特效应,艾炷着肤灸的效应基础在于艾灸即将燃尽时所出现的瞬间烧灼痛,之所以强调用麦粒大小的形态,就是为了尽可能减轻皮肤的灼伤。其次麦粒形艾炷的独特形态十分有利于操作与透热,其形状上尖、中粗、下尖,呈纺锤形,使其温热刺激集中于穴位的同时艾炷连续均匀燃烧,热量逐渐升高,又因其接触面小不致灼痛难堪,以最小的皮肤损伤获取最理想的灸效。作为一种非特异性的治疗手段,其效应以机体生理功能为基础,激发机体固有抵御疾病、自我调整和自我修复的潜力,达到治病和保健的目的。

谢锡亮尤其是在运用麦粒灸治疗乙型肝炎方面,临床疗效好。根据不同年龄,选穴有所不同,但均以肝俞、脾俞为主穴,对于30岁以上的成年人,大多配合足三里;对于30岁以下的年轻人,有时用阳陵泉代替足三里;对于儿童则常配合身柱穴。麦粒灸治疗乙肝在临床症状和肝功方面的化验指标改善比较快,在乙肝五项方面,大致在5～9个月起效,e抗原转阴率相对较高。他认为,治疗乙肝,关键在于临床症状的消失、肝脏功能的正常,病毒的清除是一个长期的过程,不必刻意追求五项指标快速完全转阴。

一次重度的麦粒灸所导致的局部炎症刺激可迁延数星期之久,这种特有的长时间的无菌性炎症过程,所产生的特异与非特异免疫"疫苗样"作用,可用于治疗肝炎、肺结核、疟疾、流行性感冒等传染病,也更多用于疑难病症的治疗,如哮喘、中风、癌症等。

第十一节　周楣声对灸的认识及临床特色

周楣声(1917—2007年),男,我国著名针灸学家。从事针灸临床,科研,教学工作30余年,临床提倡针、灸、药、刺络并举,临证理法方药针齐重。认为"旧居灸法创新促进灸法发展",灸法之所以发展缓慢,是因为传统灸法操作不便和艾烟的困扰。周楣声教授家学源远流长,世称"梅花派""金针梅花派"。周氏梅花针灸学派源于周楣声教授家传针灸技术,迄今已传承八代,200余年的历史。

一、热症贵灸

经过数十年的灸法实践,周老认为灸法不但能够治疗寒症、虚症,而且能够治疗热证,因此提出"热症贵灸",打破了热症忌灸,禁灸的认识。周老认为,灸法治疗的特点主要是"对症治疗",此"热症"是指全身发热症状和疔疖疮疡等所致局部红肿热痛症状,《灸绳》书中"热症用灸的注意事项"特别强调了发热病例中用灸退热的三种临床表现:一是当时热退,但必须连续施灸方可巩固;二是灸时或灸后不久,温度反而上升;三是热症宜灸,并非对任何类型的高热均为唯一的治疗手段。针灸治症的意义:打断恶性循环,稳定内部环境,恢复代偿功能,消除劣行冲动。

二、辨病施灸

辨证治疗亦是针灸的特色,使用多种辨证方法治疗热证证候,"热证贵灸"的观点也得到了周老的认可。周老认为,症是由病产生,有是症必有是病,有是病必有是症,症是人体在遭受病理因子侵袭时所产生的病理反应,而不是致病因子本身具体表现,致病因子千差万别,凭症状不能判定是何种致病因子所致,必须循序渐进,找出致病的根源。辨证乃是施治的第一步,而辨病才是最后的目的,辨者,分别也,评审也,明察也,判定也,为治疗指明方向。

三、点灸笔法

周楣声认为,凡属针灸的适应证都可使用点灸笔进行治疗,对全身多个系统的病症皆可应用,特别是对各种痛症和炎症性疾病收效迅速。取穴原则为单穴单用,双穴同取,以每日施灸 2 次治疗为佳。治疗小儿腹泻,各种痛症,炎症性疾病,软组织损伤,心血管疾病皆可应用,且效果显著。周老认为,艾灸要火力均衡,并在《灸赋·灸感三相赋》中言明:灸法已沿用千年,要旨在其中关键,火力必须均衡,作用不能中断。"灸法治疗和灸感三相还要长久施灸才能出现。《灸赋·灸不离宗赋》曰:"夫灸者久之用也,久者灸之法也。灸必须久,效由久生,从火从久,灸义可征……位置保持稳定,作用贵在均衡。"点灸笔灸法疗效一般能保持 6～8h,所以一般每日治疗 2 次以保持灸效。

第十二节　魏稼对灸的认识及临床特色

魏稼(1933 年至今),江西都昌人,著名的针灸学家,全国名老中医继承人导师,国务院特殊津贴享受者,曾任中国针灸学会常务理事及文献专业委员会主任委员、江西省针灸学会会长等。从事中医针灸临床 50 余载,经验丰富,临床疗效显著,屡起沉病,其理论广博,功底扎实,创立了"各家针灸学说";其热证可灸的学术观点有较大的影响,至今仍受到国内外学者的推崇。

热证忌灸论,最早源于东汉张仲景的《伤寒论》,将灸疗、熏熨与热性药物等治疗方法等同看待,在其书中反复提出"火劫""火逆""火攻""火邪"的告诫,如 115 条曰:"脉浮热甚,而反灸之,此为实。实以虚治,因火而动,必咽燥吐血"。116 条曰:"微数之脉,慎不可灸,因火为邪,则为烦逆,追虚逐实,血散脉中,火气虽微,内攻有力,焦骨伤筋,血难复也。用火灸之,邪无从出,因火而盛,病从腰以下必重而痹,名火逆也。"此外还记载热证施灸后可有发黄、谵语、惊痫、瘫痪、便血、衄血、口干、舌烂、烦躁等。1979 年版全国高等医药院校试用教材《针灸学》也提到："凡实证热证及阴虚发热者，一般不宜用艾灸"很多医籍和教科书也有同论。

　　灸法一般宜用于阴盛阳虚的寒证，而忌用于阴虚阳盛的热证，似乎已成千古定论，然而魏稼认为此说未必尽然。早年目睹他叔父用灸治红肿热痛痈疡获奇效，后来潜心研读古今医著，且用于治热证而屡奏奇功。于是在《中医杂志》发表了《热证可灸论》一文，学术界颇为震动。之后，北京、安徽等地不少学者对此课题进行研究探讨，如用灸治流行性出血热等，不仅无不良反应，且获佳效，证实了其论点的正确性。